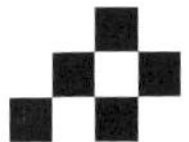

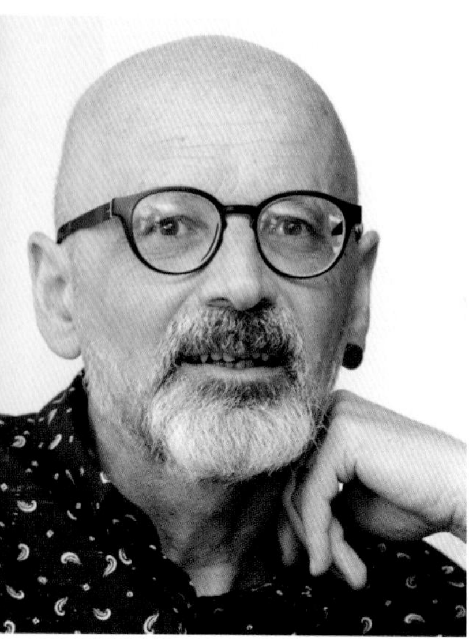

Max Hartmann (1959)
Theologe und Pfarrer

Um die Lebensmitte begannen sich Anzeichen eines Burn-outs zu zeigen, das schliesslich als mittelschwere depressive Episode diagnostiziert wurde. Sein Tagebuch zeigt den Verlauf und die Therapie der Erkrankung, aber auch wichtige Einsichten und den Wert einer hilfreichen christlichen Spiritualität. Das Buch ist ergänzt mit einem Beitrag seiner Frau Eva Hartmann-Kunz.

www.max-hartmann.ch

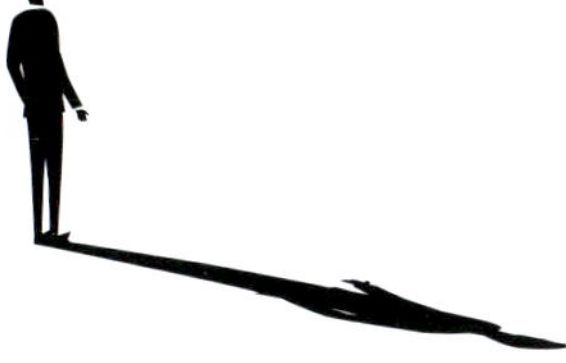

Wir sind schon wertvoll.
Einfach weil wir sind.

Und dadurch haben wir etwas, wenn unser Tun,
aus welchen Gründen auch immer, wegfällt.

Vielleicht heisst es deshalb im Englischen auch
«human being» und nicht «human doing».[1]

Samuel Koch

1 Samuel Koch: StehaufMensch! Was macht uns stark? Kein Resilienz-Ratgeber. Adeo Verlag 2019

ISBN 978-3-906959-50-4

Lektorat: Attila Ebersbach
Umschlag- & Satzgestaltung:
Tobias Grimm | Atelier für Design & Kommunikation, Bern
Druck: Finidr, s.r.o., gedruckt in Tschechien

Dieses Buch und weitere interessante Medien
(Auslieferung auch in DE/AT)
können Sie beziehen bei:

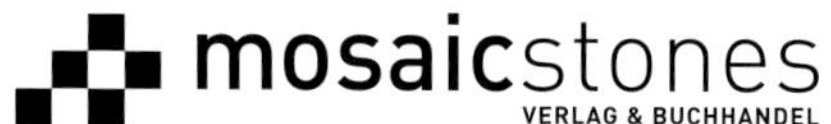

MOSAICSTONES, Tel. +41 33 336 00 36
info@mosaicstones.ch, www.mosaicstones.ch

MAX HARTMANN

ZURÜCK ZUM LEBEN

Die Geschichte meiner Depression

Inhalts-verzeichnis

Ein Mutmach-Buch

Ein mutiges, ehrliches und überaus bewegendes Buch! Ungeschönt gibt der Schweizer Pfarrer Max Hartmann Einblick in seine Tagebücher, die von inneren Abgründen, dem Kampf gegen Depression, unbewältigter Vergangenheit, Selbstzweifeln und Zerrissenheit zeugen.

Tiefe Verletzlichkeit findet Geborgenheit in der Beziehung zum dreieinigen Gott und empfängt wegweisende Impulse durch die Kunst. Ein Buch, das Mut macht, weiterzukämpfen – allen Widerständen zum Trotz, mit dem Gott des Lebens an der Seite. Herzliche Leseempfehlung – nicht nur für Betroffene, sondern auch für Angehörige und Bezugspersonen.

Dr. Debora Sommer
Theologin, Dozentin am Theologischen Seminar St. Chrischona, Autorin und Referentin

Das Vorwort

Ein Pfarrer wird depressiv?! – Das kann, das darf doch nicht sein! Ich kenne Menschen, die so denken. So unsinnig dies auch ist – dennoch braucht es Mut für einen Pfarrer, sich als depressiv zu outen.

Depressionen sind häufig und sie können jeden treffen. Sie können viele Ursachen und Auslöser haben, doch nicht selten ist es so, wie der Autor dieses Buches es erlebt hat: Gefühle wie Trauer, Wut, die in der Kindheit und Jugend nicht sein durften, wurden verdrängt. Der Mensch entwickelt Bewältigungsstrategien und kommt damit oft ganz gut über die Runden. Bis im mittleren Alter sich verschiedene Belastungen des Lebens kumuliert haben, bei gleichzeitiger Abnahme der Kräfte. So kann eine Depression scheinbar wie aus heiterem Himmel auftreten und der Betroffene ist herausgefordert, sich ihr zu stellen.

Max Hartmann hat dies getan. Ehrlich beschreibt er seine anfänglichen Widerstände, seine Einsichten, seinen Heilungsweg. Sein Glaube war ihm dabei eine grosse Hilfe. Ein Glaube, der nicht in unreifer Manier bei der Anklage gegen Gott stehen bleibt, sondern ein Glaube, der weiss – auch wenn wir nicht alles verstehen – Gott ist mit uns auf dem Weg, gerade wenn es uns dreckig geht.

Max Hartmann war sich dabei nicht zu gut, auch menschliche, und nebst Seelsorge, fachliche Hilfe in Anspruch zu nehmen. Psychotherapie, verschiedene Körpertherapien, Medikamente.

Mit diesem ganzheitlichen Ansatz genas er recht schnell. Dazu leistete auch ein unterstützendes Umfeld einen wesentlichen Beitrag.

Jede Depression hat ihre eigene Geschichte. Dennoch gibt Max Hartmann ein gutes und auch für andere hilfreiches Beispiel, wie mit dieser Herausforderung umgehen. Dem Buch ist eine weite Verbreitung zu wünschen

Dr. med. Walter Meili
Facharzt für Psychiatrie und Psychotherapie FMH

Die Einleitung

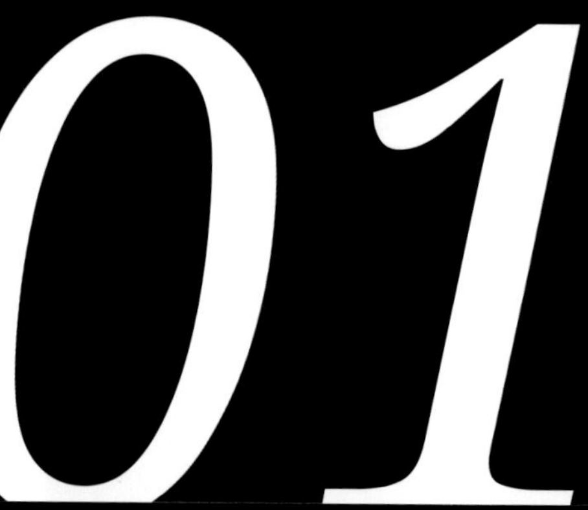

Wenn ich in meinem Buch lese, steigen Erinnerungen auf. Einige kommen mir sehr nahe und ich möchte ihnen nicht mehr begegnen. Doch sie gehören zu mir. Andere begleiten mich heilsam auf meinem Weg. Vor allem bewegt mich Dankbarkeit. Die Wurzeln meiner Erkrankung wurden sichtbar. Es öffneten sich neue Wege und ich lernte viel. Was ich zuvor vom Hörensagen kannte – Burn-out und Depression – wurde mir vertraut.

Das Buch liegt nun auch in Ihren Händen. Sind Sie selbst betroffen oder andere in Ihrem Umfeld? Was berührt Sie? Wo möchten Sie mir widersprechen oder mich fragen und ergänzen? Sie finden am Schluss meine Mailadresse.

Sie lesen aus meinem Tagebuch. Ich vertraue mich Ihnen an. Der Weg aus der Sackgasse beginnt mit der Offenheit. Ich verneine unangenehme Realitäten nicht mehr und suche Hilfe.

Sie werden vor allem im ersten Teil des Buches Wiederholungen bemerken. Das mag auf Sie bemühend sein. Doch ich liess sie bewusst stehen, damit Sie miterleben können, was für die Erkrankung typisch ist: Das Gefühl, dass sich nichts vorwärtsbewegt bis hin zu zunehmender Verzweiflung. Meine Tagebucheinträge waren in dieser Phase unbeholfen verfasst, und ich musste sie mehrfach bearbeiten. Sie zeigen die Einschränkungen in meiner Ausdrucksfähigkeit, bedingt durch die Krankheit. Mit dem Fortschritt in der Therapie wird auch mein schriftlicher Ausdruck zunehmend präziser.

Sie werden als Abschluss auch einen Beitrag meiner Frau lesen. Wie erging es ihr?

Dazwischen finden Sie die Stimmen anderer, die mir wichtig geworden sind und mir die Gewissheit gegeben haben: Du stehst nicht allein da.

Wesentlich zum Buch gehören die Bilder. Sie sind mir im Laufe meines Weges begegnet und begleiten mich weiter mit ihrer Kraft.

«Zurück zum Leben»: Der Titel des Buches bezieht sich auf Psalm 31,8: *«Du zeigst mir den Weg zum Leben.»* Diese Worte sind mir zum persönlichen Bekenntnis geworden.

Ich glaube an das Leben: das lebenswerte Leben in dieser Welt, konkret: meine und Ihrer Lebensumstände. Ich glaube auch an die Vollendung in einem Leben, in dem wir definitiv befreit sein werden von dem, was wir nie verstehen konnten. Dieses Buch ist ein Buch der Hoffnung. Trotz allem.

Max Hartmann, im Juli 2021

«Du zeigst mir den Weg zum Leben.»

Psalm 31,8

Der Schlüssel zur Heilung

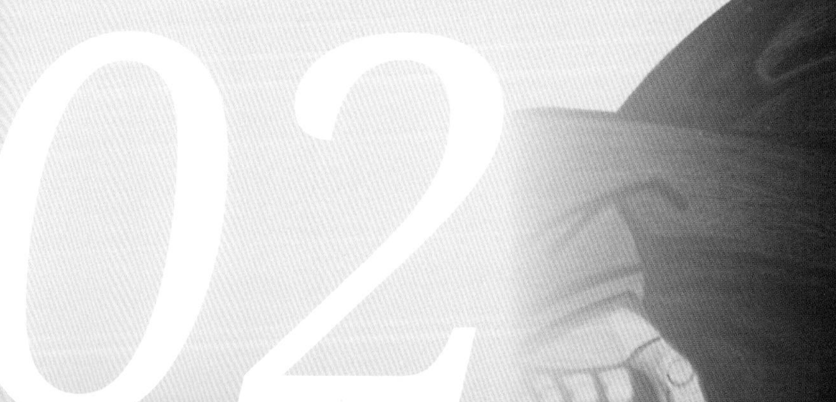

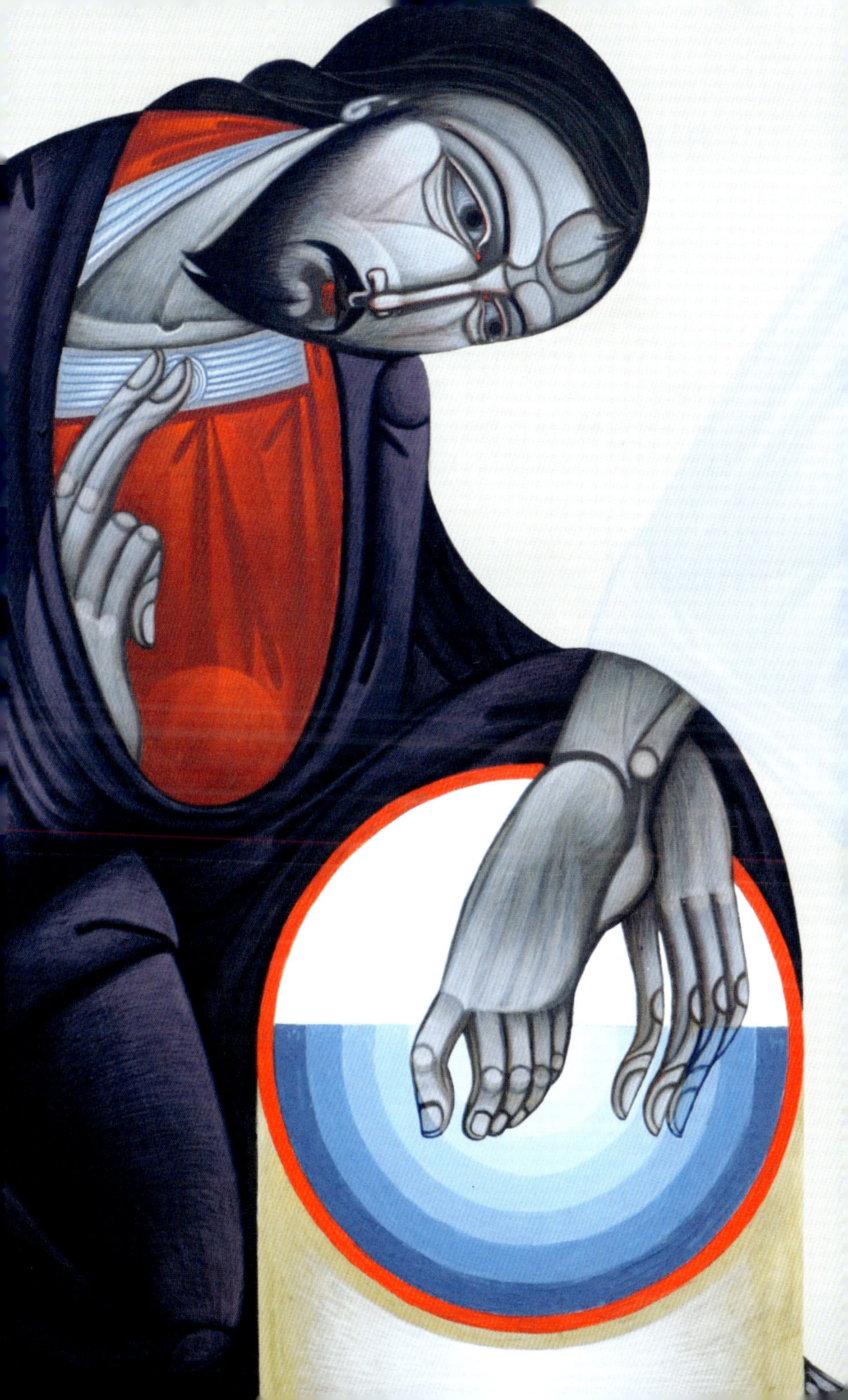

23. April 2017

Ich bin wie elektrisiert. Dieses Bild gehört zu mir. Ich kämpfe mit Tränen, meine Frau auch.

Reisen und neue Orte entdecken gehören zu meinem Leben. Ganz besonders faszinieren mich Länder, die wenig bekannt sind und gerade deshalb besondere Überraschungen bereithalten. Schon lange wollte ich den Westen der Ukraine entdecken, das frühere Galizien mit seiner reichen multiethnischen Kultur und der tragischen Geschichte.

Bedingt durch meine Erkrankung geschieht es ein Jahr später als ursprünglich geplant. Im Frühling 2017 fliegen meine Frau und ich nach Lviv, dem früheren Lemberg. Zu Recht ist diese Stadt Weltkulturgut.

Ich bin mit der Absicht gereist, mir eine moderne Ikone zu kaufen. Im Internet finde ich die Galerie ICONART. Was danach kommt, hätte ich nie gedacht.

Bereits am Tag nach der Ankunft besuchen wir die kleine Ausstellung und sehen uns um. Die Ikone ist einige Wochen zuvor in einem ehemaligen sowjetischen Sanatorium in den nahen Karpaten entstanden. Einige Künstler trafen sich dort zu einer Woche, in der sie gemeinsam Ikonen malten. Zuvor wurden sie für ihre Arbeit von einem Priester gesegnet. Ikonenmalerei ist eine heilige Handlung.

Den Künstler, Ostap Lozinski, kann ich später dank Facebook kontaktieren.

Eine Ikone ist nicht einfach ein Bild. Entgegen westlichen Vorstellungen wird sie nicht verehrt. Es geht um den Inhalt. Ikonen sind eine Hilfe in der Gottesbeziehung. Wer sich in das Bild vertieft, wird von Gottes Geist berührt. Das kann heilsam sein.

Die Reformation helvetisch reformierter Prägung war eine Bewegung, in der die Kirchen von allen Bildern und sogar von jeder Musik «gereinigt» wurden. Nichts sollte von Gottes Wort ablenken. Dabei ging viel Sinnlichkeit verloren, die wir in den letzten Jahrzehnten wiederentdecken. Kunst und Spiritualität sind heute ein grosses Thema.

Für mich ist diese Ikone zu einem Teil meiner persönlichen Spiritualität geworden. Ich habe sie in der Zeit entdeckt, als es allmählich mit mir aufwärtsging.

In der Nacht, bevor ich mich bei der behandelnden Ärztin entscheiden musste, ob ich mich ganz auf den therapeutischen Prozess einlassen will und damit für eine längere Zeit arbeitsunfähig bin, hatte ich einen Traum.

Ich höre Glockengeläute. Erschreckt realisiere ich: Sie läuten für eine Trauung, die ich gestalten muss. Ich bin noch im Bett, muss also sofort aufstehen, mich in meinen Anzug stürzen und in die Kirche eilen. Doch ich fühle mich bleiern. Mit Mühe schaffe ich es, mich an den Bettrand zu setzen. Ich erwache und realisiere, dass es nur ein Traum ist. Ich hatte das Paar bereits getraut. Erleichtert atme ich auf und lege mich wieder ins Bett. Dann geht der Traum weiter. Ein Mann kommt auf mich zu. Er hat einen Schurz umgebunden und will mir die Füsse waschen. Ich wehre zunächst ab, lasse es aber dann zu. Es erinnert an die Fusswaschung und an die Ablehnung von Petrus (zunächst).[1]

---

1 Johannes 13,1–20

Für mich ist die Botschaft klar: Du kannst so nicht mehr weitermachen. Es ist höchste Zeit, dich einer Therapie zu unterziehen. Es ist völlig unrealistisch, es weiter allein schaffen zu wollen. Der Mann, der mir im Traum begegnet, ist für mich Christus. Er will mir, genauso wie seinen Jüngern damals, dienen. Ich soll Heilung erfahren. Nie zuvor und auch seither nie mehr habe ich einen solch eindeutigen Traum erlebt.

Die Ikone in der Galerie hat bei meiner Frau und mir eine starke Identifizierung ausgelöst[2]. Was ich geträumt habe, ist genau die Szene in diesem Bild.

Jesus kniet hin, nimmt den Fuss seines Jüngers in seine Hände und taucht ihn ein in ein Becken mit Wasser. Es geschieht vor dem letzten Mahl mit seinen Jüngern. Was Christus tut, macht kein menschlicher Herr.

Lass es auch bei dir zu. Du, der du erschöpft bist. Du, der jahrelang gedient und dich verausgabt hast. Es ist brutal, sich eingestehen zu müssen: Du kannst nicht mehr. Gleichzeitig ist es heilsam. Der Schritt hin zur Kapitulation und damit zum Nicht-mehr-weiter-kämpfen-Müssen, ist der Schlüssel zur Heilung. In der Darstellung der Ikone kniet Jesus vor dem Jünger mit seinem staubigen

---

2 Wikipedia: *«Ein Flashback (englisch, blitz[artig] zurück, sinngemäss übersetzt etwa Wiedererleben oder Nachhallerinnerung) ist ein psychologisches Phänomen, welches durch einen Schlüsselreiz hervorgerufen wird. Die betroffene Person hat dann ein plötzliches, für gewöhnlich kraftvolles Wiedererleben eines vergangenen Erlebnisses oder früherer Gefühlszustände. Diese Erinnerungen können von jeder vorstellbaren Gefühlsart sein.»*

und schmutzigen Fuss. Sein Gesicht und seine Gestik sind Ausdruck der Liebe. Er schenkt Petrus seine ganze Zuwendung. Seine grossen und wachsamen Augen ruhen auf ihm.

Ostap Lozinski hat dem Bild den Titel «Taufe II» gegeben. Das Waschbecken wird zum Taufbecken. Taufe bedeutet eine Transformation: Wer sich auf das Wirken Gottes einlässt, wird verwandelt. Es ist ein lebenslang währender Prozess und endet erst nach dem Tod in der Vollendung. Das zeigt sich in den Farben im Taufwasser. Sieben Ringe sind es – eine heilige Zahl, die Zahl der vollendeten Schöpfung. Die Farben verändern sich von aussen von dunkelblau hin zu hellblau und zuletzt zu silbern-golden.

Die Ikone hat einen Schriftzug. Ich lasse ihn mir von der anwesenden Person in der Galerie erklären. Sie drückt mir einen Zettel mit einer Bibelstelle in die Hand. Es ist Matthäus 11,30: *«Mein Joch ist sanft und meine Last ist leicht.»*

Ich verstehe den Zusammenhang zwischen Bild und Botschaft zunächst nicht. Doch dann lese ich die ganze Textstelle: *«Kommt zu mir, all ihr Geplagten und Beladenen: Ich will euch erquicken. Nehmt mein Joch auf euch und lernt von mir, denn ich bin sanft und demütig; und ihr werdet Ruhe finden für eure Seele. Denn mein Joch drückt nicht, und meine Last ist leicht.»*[3] Es handelt sich um den sogenannten «Heilandsruf». In ihm begegnet Christus uns Menschen, die sich nach Heil und Heilung sehnen.

Ich habe diesen Ruf gehört und bin ihm gefolgt.
Doch beginnen wir von vorne.

---

3 Matthäus 11,28–30

Vorgeschichte

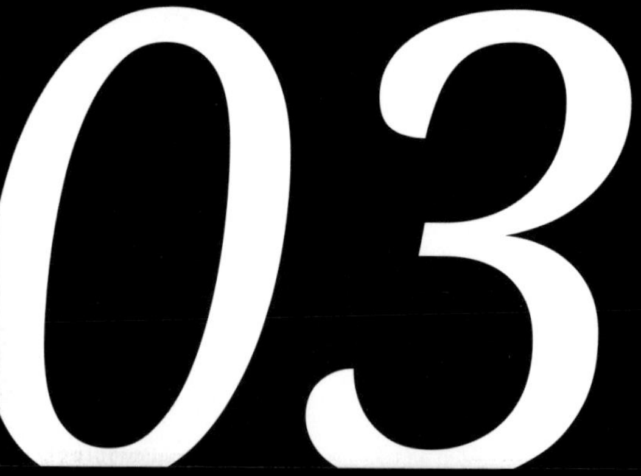

Jedes Burn-out hat eine Vorgeschichte. Ebenso das, was bei mir schliesslich als mittelschwere depressive Episode diagnostiziert wird. Es war eine jahrelange Entwicklung mit vielen Anzeichen. Hat es meine nächste Umgebung früher wahrgenommen? Meine Familie, meine Arbeitsumgebung und Freunde, die mich näher kennen?

Einige haben mich darauf angesprochen. Habe ich ihre Stimme gehört? Wollte ich sie hören? War tief in mir die Ahnung, was sich bei mir anbahnte? Wäre es anders gekommen, wenn ich frühzeitig den Gedanken in mir zugelassen und entsprechend gehandelt hätte? Oder ist es unvermeidlich und geradezu typisch, wenn es nicht geschieht?
Diese Fragen bewegen mich im Rückblick.

Alles braucht seine Zeit. Die Vorahnung war da und ebenso der Wille, es nicht so weit kommen zu lassen. Doch alle gut gemeinten Massnahmen blieben unzureichend.

Das spiegelt sich in meinem Tagebuch.
In meiner Lebensmitte begann ich regelmässig zu schreiben. Ich wollte bewusster wahrnehmen, was um und in mir geschieht. Daraus sind Hunderte von Seiten entstanden.

Das Tagebuch hatte und hat für mich eine heilsame Funktion.

Meistens schreibe ich, wenn mir der Durchblick fehlt und mich Not trifft oder wenn mich neue Erkenntnisse und Erlebnisse bewegen.

Ich begann schon früh, mir eine Person mit gereifter Lebens- und Glaubenserfahrung zu suchen, die mich und meine Frau begleitet. Regelmässige Supervision ist für Leute in sozialen Berufen eine Notwendigkeit.

Not-Wendigkeit? Lässt sich eine Not wenden? Folgen der Einsicht die nötigen Schritte? Ich wurde ermutigt und mit vielen guten Anregungen zu einer nachhaltigen Veränderung meines Lebens- und Arbeitsstils begleitet.

Die Erkenntnis ist im Rückblick ernüchternd. In Anlehnung an Paulus: *«Obwohl ich das Gute tun will, bringe ich es nicht zustande.»*[4]
Es brauchte einen Zusammenbruch und danach den langen Weg zu einem neuen Aufbruch.

Ich bin zunächst drei Stichworten in meinem Tagebuch nachgegangen: Erschöpft, Burn-out, Depression. Beim ersten Eintrag bin ich 38 Jahre alt.

4. Februar 1998

Schon längere Zeit spüre ich, dass ich umsetzen muss, was ich mir längst schon vorgenommen habe: Bewusster mit und vor Gott zu leben. Ich will mich nicht länger von meinen Aufgaben auffressen lassen.

Mein Mentor hat mir kürzlich eine Karte geschrieben. *«Bleib hartnäckig dran, was du dir vorgenommen hast. Lass dich auf keinen Fall von der Stille vor Gott abhalten und ebenso nicht von der Nähe zu deiner Frau Evi. So hat der Diabolos*[5] *keine Chance!»*

Im Blick auf meine Arbeit: Ich möchte nicht, dass es weitergeht wie bisher. Ich sehne mich nach Fortschritten und einem Durchbruch dort, wo es klemmt. Ich erlebe mich oft rat- und hilflos. Die Arbeit wächst mir über den Kopf. Ich sollte dringend frühzeitig erkennen, was ich bewältigen kann, und weniger Aufgaben übernehmen. Ich müsste delegieren können oder mich von einigen Dingen trennen. Aber wann finde ich die Zeit dazu? Zudem begegnen mir von allen Seiten Vorstellungen und Erwartungen, was auch noch zu tun wäre. Ich kann schlecht Nein sagen, obwohl ich es müsste. Und wenn ich es tue, habe ich ein schlechtes Gewissen. Ich lebe in einer dauernden Anspannung.

5 Griechisch für «Verleumder, Verkläger», gemeint ist der Teufel.

24. September 1999

Die Gesundheit rebelliert

In den letzten drei Wochen bin ich mehrfach knapp am oder im «Roten Bereich» gewesen. Die Anspannung schlägt mir besonders am Morgen auf den Magen. Es ist ein flaues Gefühl, und der Appetit fehlt mir. Meine Umgebung bemerkt wohl nicht, wie sehr ich leide. Meine Frau schon. Ich schaffe immer wieder nur knapp meine Aufgaben.

Kurz vor dem Nachtessen spüre ich einen leichten Fieberschub. Dank eines Medikamentes bekomme ich es in den Griff. Völlig erledigt fahre ich nach einer langen Sitzung nach Hause. Ich gönne mir noch ein Entspannungsbad und gehe danach ruhig ins Bett. Nach dem Sonntagsdienst holt mich das Fieber wieder ein. Doch schon geht es weiter in eine neue Arbeitswoche, nicht ganz ohne Widerwillen meinerseits.

Auch in dieser Woche bin ich wieder hart an meine Grenzen gekommen. Körperlich reagiere ich nicht mehr mit Fieber, aber mit Appetitlosigkeit. Es gelingt mir nicht, meine wenigen Freiräume zu nutzen. Nicht einmal das Velofahren macht mir Spass. Ich brauche viel Schlaf. Für Zeit und Zuwendung meiner Frau gegenüber bin ich viel zu erschöpft.

Ich brauche mehr Entspannung und Pausen, in denen ich abschalten kann: mehr Freiraum für meine Frau, meine Familie und mich selbst; ebenso für die Pflege meiner Hobbys und von Freundschaften. Ich muss dringend lernen, mein Programm besser zu planen und weniger Aufgaben zu übernehmen. Immer wieder ist es dieselbe alte Leier. Sonst lande ich im Hamsterrad.

10. Februar 2000

Ein Tag der Stille

Endlich habe ich es geschafft: Ein Tag, an dem ich mich zurückziehen kann. Ich fahre in ein Haus der Stille und nutze dort ein Angebot. Ich bin gespannt, was mich erwartet. Leicht fällt es mir nicht, plötzlich nur da zu sein und nichts zu tun. Der Start ist hektisch: Durch eine Fehleinschätzung fährt mir der Zug vor der Nase weg. Ich haste per Auto zur nächsten Station, wo ich den Anschluss erwische. Es ist wieder einmal typisch für mein Lebenstempo. Immer spitz kalkuliert. Das versetzt mich in entsprechenden Stress. Irgendwie geht es meistens auf. Aber es könnte auch anders sein.

Renne ich in ein Burn-out? Ich übernehme zu oft Dinge, die ich nicht übernehmen müsste. Hängt denn alles von mir ab? Ist das nicht ein Irrglaube? Ich höre in letzter Zeit viel von Personen im kirchlichen, sozialen und pädagogischen Bereich, die ein Burn-out erleben und sich damit outen. Das beschäftigt mich.

8. Juni 2001

Das beklemmende Gefühl

Vor einer Woche hatte ich wieder eine richtige Krise. An einem freien Tag mit wunderschönem Wetter wird meine Freizeit beschnitten. Es geht nicht anders, wenn ich mein Wochenpensum bewältigen soll. Nach dem Trauergespräch bin ich völlig erschöpft und bringe nur noch eine kleine Bike-Tour zustande. Die Power und die Freude fehlen. Ich sehe die nächsten Termine vor mir und keine Insel zum Ausspannen. Ich hadere mit Gott, der mir ein solch unmenschliches Programm zumutet.

Meine Frau kommt spät nach Hause. Eigentlich hätte ich eine ruhige Zeit mit ihr verbringen wollen. Ich reagiere unwillig. Nach einer Aussprache löst sich meine Unzufriedenheit.

Am nächsten Tag erwähne ich in einer Männergruppe meine Anspannung. Es tröstet mich, dass andere es ähnlich erleben. In uns allen steckt die Sehnsucht nach einem anderen Leben. Aber wie steigen wir aus dem Hamsterrad aus? Ist das überhaupt möglich, oder wird uns erst eine Krise stoppen?

Ich lese einen biblischen Impuls:

«In your pursuit of happiness, pause to relax and be happy. Lord, slow me down just enough to enjoy all that You have given to me.»[6]

Klingt gut. Aber wie ist das tatsächlich möglich?

---

6 In deinem Streben nach Glück, halte inne, um dich zu entspannen und glücklich zu sein. Herr, verlangsame mich so, dass ich geniessen kann, was du mir gegeben hast.

5. Oktober 2001

Unser 12. Ehejahr

Jedes Jahr halten wir vor unserem Hochzeitstag Rückblick. Wir sind für vieles dankbar und erfahren Segen. Dennoch ist vor allem bei mir eine Unzufriedenheit. Wie schaffe ich den Spagat zwischen Beruf, Zeit für die Partnerschaft und die Familie, Pflege von Freundschaften und Ausgleich für mich und Hobbys, die mir guttun?

Oft habe ich ein schlechtes Gewissen. Viel zu viel dreht sich um mich und meine Sorgen! Wie wenig nehme ich Anteil am Ergehen meiner Frau und meiner Kinder! Ich bin zu ausgelaugt, um mich dafür zu öffnen. Ich stosse zu häufig an meine Grenzen. Meldet sich bereits mein zunehmendes Alter oder eine Midlife-Crisis?

27. August 2003

Gegenwärtig empfinde ich mein Dasein widersprüchlich. Nach wie vor ist diese Unruhe in mir, die ich als Midlife-Crisis deute. Ich lasse mich rasch in den Sog meiner Anspannung ziehen und reagiere ungehalten. Ich bin zunehmend dünnhäutig geworden. Es zeigt sich am deutlichsten in der Familie. Beim Essen entwickeln sich rasch Streitereien zwischen den Kindern und mir und manchmal auch zwischen uns als Ehepaar. Wir reden durcheinander und hören einander nicht zu. Diese Stimmung ertrage ich schlecht. Der Appetit vergeht mir. Es wirkt sich auf mein Körpergewicht aus, wo ich eh über keine Reserven verfüge. In den vergangenen Hitzewochen war ich sehr erschöpft und erholte mich schlecht. Ich weiss, es wäre gut, mich ärztlich untersuchen zu lassen, mir und der Familie zuliebe. Doch immer noch wehre ich es ab. Ein solcher Termin erscheint mir als eine Belastung, die mich noch mehr fordert.

23. Dezember 2004

Vater – ein Blick in das Herz Gottes

Ich lese eine Nachschrift[7] von Vorträgen von Geri Keller über die Bedeutung der Vaterschaft Gottes für unser Christsein. Bisher war das Bild von Gott als «Vater» für mich kaum bedeutsam. Mit zunehmendem Alter erschliessen sich für mich Begriffe wie «Vaterschaft Gottes» und «Kindschaft vor Gott» aber doch. Als Jugendlicher und junger Christ wollte ich kein Kind sein, sondern endlich erwachsen sein und als eigenständige Persönlichkeit angenommen werden. Dafür habe ich gekämpft.

Eine Schlüsselstelle im Blick auf die Vaterschaft Gottes ist das Gleichnis der beiden Söhne und ihrem Vater.[8] Mich trifft vor allem die Figur des älteren Sohnes und die Art, wie Gott ihm begegnet. Wie dieser bin ich nie richtig ausgebrochen und war selten rebellisch. Mein Leben ist geprägt durch beharrlich-treue Pflichterfüllung. Ich erinnere mich gut, wie ich meinem leiblichen Vater den Vorwurf gemacht habe, dass ich auf seinen Grabstein schreiben würde: «Nur Arbeit war sein Leben». Aber wie sieht denn meine eigene Realität aus? Ich bin eine zuverlässige Person

---

7 Geri Keller: Vater – ein Blick in das Herzen Gottes, Winterthur, 7. Auflage 2014

8 Lukas 15,11– 32

und dadurch oft gestresst. Dass ich bisher vor einem Zusammenbruch bewahrt blieb, ist pure Gnade.

Geri Keller weist in seinem Buch darauf hin, dass Europa im Blick auf die weltweite Christenheit gegenwärtig der «ältere Sohn» ist. Doch Gott hat begonnen, um uns wie um den älteren Sohn im Gleichnis zu werben. *«Es ist das Werben Gottes um diese älteren Schwestern und Brüder, welche den Glauben nur im Kopf haben, aber nicht im Herzen, welche durch den Dienst und das Erfüllen von Verpflichtungen leben, und die sich schwer tun mit der Verantwortung für Gemeinden und für Werke und für zerstörte Menschen – aber für die selber nichts abfällt. Das bleibt immer ein Traum. Der Traum vom ‹Böcklein›, wo vielleicht der Vater auf die Idee kommen könnte, ihnen zu sagen: ‹Hör mal, feiere doch mal ein Fest mit deinen Freunden mit diesem Böcklein!›*

Gott steht vor uns Christen, die vielleicht durch fromme Elternhäuser geschädigt sind, durch Kirchen, durch Pastoren, durch Pfarrer, durch Erfahrungen. Und er bittet wie ein Bettler. So wie er damals seine Jünger gefragt hat: ‹Könnt ihr nicht eine Stunde mit mir wachen?›, so fragt er dich jetzt: ‹Kannst du nicht eine halbe, eine Dreiviertelstunde mit mir fröhlich sein im Lobpreis?› Ohne dich als Heuchler zu fühlen, ohne die Lippen aufeinanderzupressen und zu denken: ‹Das ist nichts für mich, das ist alles nur für die anderen!› Kannst du dich nicht mit diesem Gott darüber freuen, was an neuem Leben aufbricht? Glaubst du nicht, dass dies ein erster Schritt wäre? Diese halbe, diese Dreiviertelstunde, wo du deinem stampfenden, verzweifelten, schreienden Kind befiehlst, sich aufzumachen, nach vorne zu kommen und zu sagen: ‹Ich will meinem Gott singen. Ich will auf diesen Gott sehen, der mich unter Tränen bittet: Kind, kannst du nicht eine Stunde mit mir fröhlich sein?› Das ist noch nicht die Heilung, aber es ist der Anfang. Dort dabei sein, wo Gott sich freut! Und dann schwappt etwas über.»

Bei diesem Anfang stehe ich. Ich erlebe es als heilsam, wenn ich ruhige Zeiten vor Gott verbringen kann. Besonders Lieder mit guter Botschaft tun mir gut.

Geri Keller beschreibt, welche Auswirkungen es in seinem Leben im Pfarramt hatte. *«Von da an war das Pfarramt für mich nicht mehr diese erdrückende Last, dieser ständige Berg, den ich vor mir herschob, diese Bedrohung, ständig zu versagen, in die Knie gezwungen zu werden, meinen Talar an den Nagel hängen zu müssen und Flucht zu begehen, bis hin zu Selbstmordgedanken. Von da an war das Pfarramt lebbar, ja der Dienst wurde wieder eine Freude, sogar eine Lust. Es hat wieder Spass gemacht.»*

Ich bin dankbar, dass ich bisher noch nie eine grosse Krise durchmachen musste, obwohl der Absturz nahe war. Doch das mit der erdrückenden Last und dem ständigen Berg trifft auf mich zu. Es ist mein alltägliches Gefühl.

Das macht meiner Frau wohl Sorgen. Meine Erschöpfung wirkt sich auf unserer Beziehung aus. Ich bin zu müde, nachzufragen, wie es ihr geht, die Zweisamkeit zu geniessen oder sie mit einer Unternehmung zu überraschen.

Geri Keller beschreibt seine Erfahrung als heilsamen Prozess. *«Und was war das für ein Aufatmen für die Ehe! Wenn nicht zuerst die Gemeinde kommt und dann wieder die Gemeinde und dann noch einmal die Gemeinde und dann die Konfirmanden und dann der Kirchenvorstand und dann die lieben Gebetsfrauen und dann die Korrespondenz und dann und dann und dann ... Dann bin ich selbst am sogenannten ‹Ehe-Abend›, auf dessen Idee mich ein Seelsorger gebracht hat, so erschöpft, dass wir zusammensitzen und in mir nur noch ein Gedanke ist: müde, schlafen, so schnell als möglich! Aber der Heilige Geist wird das Leben wieder attraktiv machen, und dann steht an erster Stelle wieder deine Ehe, nach den Ordnungen Gottes! Und danach – in Friede, Freude und Gerechtigkeit – kommt dann auch die Gemeinde.»*

Ich will vom Zwang, alles schaffen zu müssen, frei werden. Als sein Kind kann ich zu Gott, meinem Vater, kommen und ihn um Hilfe bitten.

Was es zudem braucht, ist die Bejahung der Schwierigkeiten, die mein Leben begleiten. *«Ich möchte nochmals diesen bekannten Satz von den Quäkern zitieren: ‹Christen sind unsagbar glücklich, absolut furchtlos und immer in Schwierigkeiten.› Das kann ich mit meinem Leben bezeugen. Sohn dieses Vaters zu sein, Kind dieses gewaltigen Gottes, der grösser ist als alles, und Freund und Bruder dieses erstgeborenen Bruders Jesus Christus – das ist unsagbares Glück. Das wird unser Leben immer und immer wieder erfüllen und vorantreiben. Wir sind Gott sei Dank auch immer in Schwierigkeiten. Wir brauchen die Schwierigkeiten. Wie sollten wir sonst Gott erleben? Wie sollten wir unsere Wurzeln noch tiefer in sein Vaterherz hineinversenken?»*

In den vergangenen Wochen spüre ich wieder die körperlichen Folgen meiner ständigen Anspannung. Ich habe einen geröteten Hals und Schmerzen im Kreuz. Zudem muss ich die Hinterbliebenen eines tragischen Todesfalls begleiten. Nach diesem Dienst erhalte ich viele gute Rückmeldungen. Doch am Tag danach habe ich so starke Kreuzschmerzen, dass ich nicht aufrecht stehen kann und den Arzt aufsuchen muss.

Was mir zunehmend nicht gelingt, ist Erholung. Sport täte mir gut. Ich kann mich aber nicht dazu aufraffen.

Der Arztbesuch bringt keinen ernsthaften Befund. Es war eine Stressreaktion. Mein Zustand zwingt mich eindeutig zu mehr Verantwortung gegenüber meiner Gesundheit. Es geht auch darum, den aufrechten Gang zu finden und an Rückgrat zu gewinnen. Aber wie mache ich das? Mein Umgang mit Stress und das Training im Abbau muss wieder das Thema in meiner Supervision sein.

Sehr betroffen macht mich ein Bericht von Thomas Härry[9] in «AUFATMEN» – einer Zeitschrift, die eine lebensnahe und authentische Spiritualität fördert. Ich wusste, dass er in seiner Arbeit sehr erfolgreich war. Doch dieser Kollege hat eine schwere Krise hinter sich, die sich in starker Schlaflosigkeit und einem völligen Zusammenbruch gezeigt hat. Da er keine innere Ruhe mehr fand, fuhr er mitten in der Nacht mit seinem Fahrrad durch die Gegend, bis er genügend erschöpft war, um doch noch etwas schlafen zu können.

Sein Bericht trägt den Titel *«Ich selbst war das Problem.»* Im Vorspann lese ich: *«Was da zum Vorschein kam, war schmerzhaft: Ich sah mitten in das hässliche Gesicht eines ungeordneten unreifen Männerherzens.»*[10]

---

9 Thomas Härry arbeitet als Fachdozent und Referent für Theologie und Leiterschaft am Theologischen Seminar Aarau sowie als Autor und geistlicher Begleiter von Führungskräften.

10 AUFATMEN 01/2005

18. August 2005

Gestern hat mich ein Vers aus dem Hebräerbrief berührt. *«Richtet auf die erschlafften Hände und die wankenden Knie!»*[11] Ich bin nach einem happigen Einstieg nach den Ferien bereits wieder erschöpft. Wie kann ich das vermeiden? Gott möchte doch nicht, dass ich ein Opfer meiner Umstände bin! Seine Botschaft ist: *«Steh auf. Richte dich auf. Schau zu mir, dem Anfänger und Vollender deines Glaubens. Lass dich in meiner Gegenwart ausruhen.»*

14. Oktober 2005

Die letzten Jahre, seit ich vierzig geworden bin, sind geprägt durch Anzeichen von Burn-out-Erscheinungen. Ich bewege mich am Limit meiner Kräfte, reagiere dünnhäutig auf Kritik, bin ungeduldig und manchmal frustriert. Soziale Kontakte empfinde ich als Belastung, und Entscheide schiebe bis zum letzten Moment hinaus. Oft kann ich die Arbeit fast nicht loslassen und mich auf anderes einlassen, besonders auf meine Familie. Ein ständiges Gefühl der Überforderung beherrscht mich, dazu kommt die Hilflosigkeit, es nicht verändern zu können. Ich hinterfrage auch viel, besonders was den «Erfolg» meiner Arbeit betrifft. Zudem brauche ich vermehrt den Arzt wegen meiner Beschwerden. Es sind Verspannungen, Verdauungsprobleme und häufige Erkältungen. Ich bin mir meiner Probleme bewusst und versuche viel, um den völligen Absturz zu vermeiden. In der Supervision geht es immer wieder darum, das gesunde Mass für die Arbeit zu finden.

---

11 Hebräer 12,12

«Richtet auf die erschlafften Hände und die wankenden Knie!»

Hebräer 12,12

Ich bin dankbar, dass ich mein Gefühl der Erschöpfung und der ständigen Überforderung erkannt habe und überwinden will. Meine Umgebung hat ohne genaue Kenntnis darauf reagiert. Ihre Gedanken: *«Er hat Stress, keine Zeit. Lass ihn in Ruhe. Komm ihm nicht mit etwas Neuem.»* Ich hoffte, ein Burn-out im Griff zu haben und war näher am Abgrund, als ich zugeben wollte. Das sind wohl sehr typische Zeichen in einer solchen Lebensphase.

24. März 2006

Hat denn niemand Erbarmen mit mir?

Diese Reaktion lief kürzlich wieder in mir ab. Ich hatte einen guten Tag. Doch dann versuche ich noch einige Dinge, die ich vor mich hergeschoben habe, möglichst rasch zu erledigen. Dabei verliere ich Daten einiger Monate meiner wertvollen Seelsorgenotizen auf meinem PC. Ich habe das rechtzeitige Update vergessen. In dieser Spannung gehe ich an den Abendtisch. Und dann explodiere ich. Eine meiner Töchter ist am Herummotzen. Ich hatte zuvor an der Vorbereitung eines Konfirmandenlagers, in dem sie im Team ebenfalls dabei ist, einige Sätze gesagt, die sie als peinlich empfand. Für mich ist es eine harmlose Sache. Ich verteidige mich, was sie noch kritischer macht. Meine Frau empfindet es als Überreaktion meinerseits, was ich nicht annehmen will.

Hat denn niemand Erbarmen mit mir? Muss ich immer perfekt sein? Und überhaupt: Zum Arbeiten bin ich gut genug, aber wenn ich in der Familie auch mal etwas sagen will, bin ich daneben. Ich bin eine richtig beleidigte Leberwurst, an die niemand herankommt.

Es ist genau das, wovon ich mich verabschieden will. Dieses unselige Verhaltensmuster, das mich unerträglich macht. Die Unkultur des Selbstmitleids statt einem souveränen und aufrechten Gang.

Ich weiss, dass Rückfälle zum Leben gehören. Aber in mir rebelliert es. In mir steckt die Angst, dass sich eine grössere Krise meldet.

Meine Frau versucht mich liebevoll zu ermahnen. Ich blocke sie ab. Ich kann meine Gefühle, Verletzungen und Frustrationen nicht so rasch weglegen.

Gott, gib mir ein bisschen mehr Hornhaut auf meine Seele. Ich bin so entsetzlich verletzlich. Danke, dass du es verstehst und mir vergibst, wie dumm ich reagiert habe.

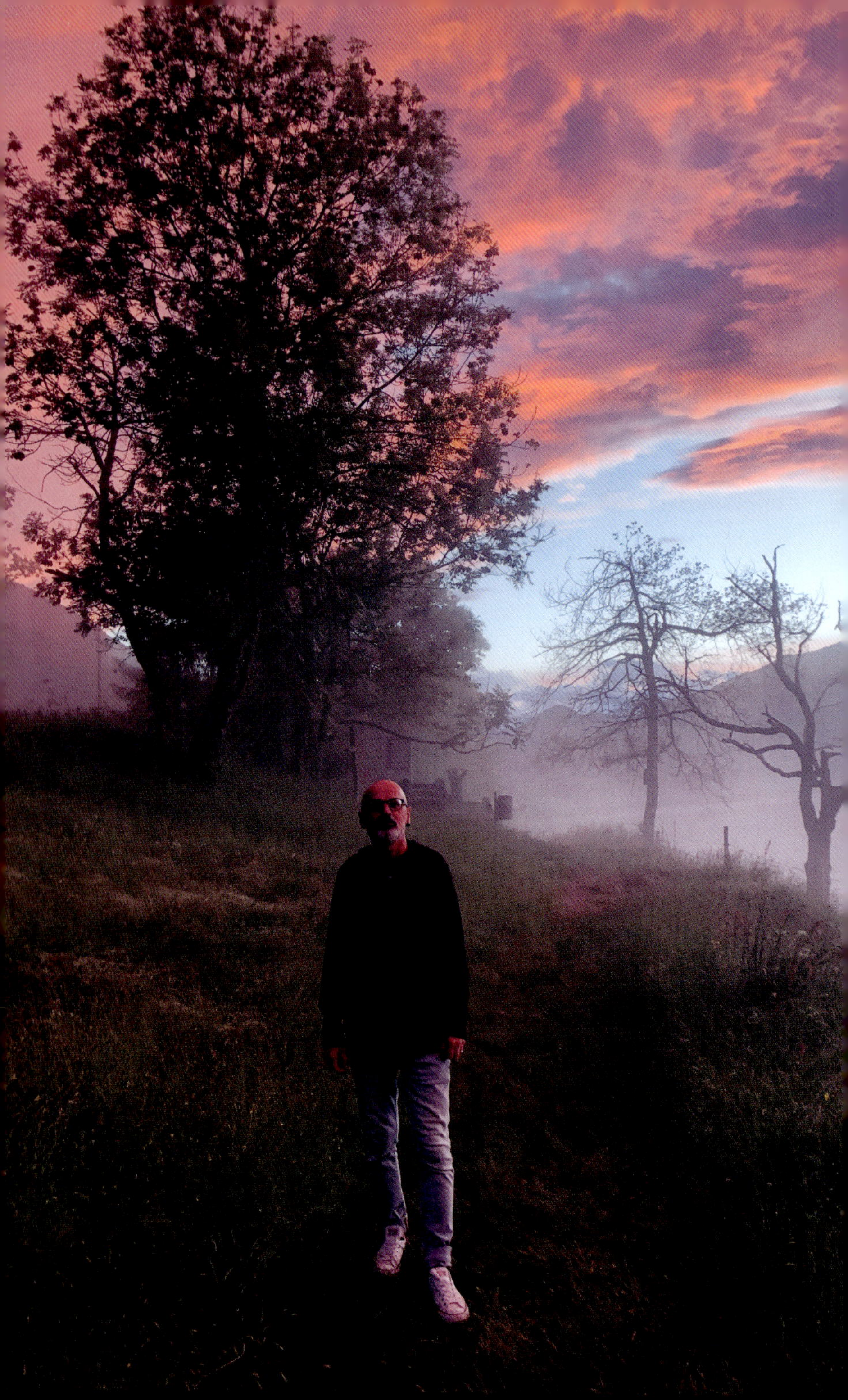

20. Oktober 2007

Auszeit in Rasa

Im Zug lese ich viele Seiten des Buches *«Zwischen Burnout und spiritueller Erneuerung»*[12]. Es handelt sich um die erste Studie über die Realität und die Bewältigung des Burn-out-Syndroms im evangelischen Pfarramt. Ich kenne das. Es ist nun Zeit für eine Therapie. Mein Pfarramt und Leben dürfen nicht zur andauernden Last verkommen. Mein Ziel ist doch ein erfülltes Leben, geprägt durch tiefe Dankbarkeit für das, was mir geschenkt ist und ich im Namen Gottes bewirken kann!

Sehr berührt mich an diesem Abend eine Liturgie mit Worten des 118. Psalms aus dem Buch von Andreas von Heyl. Diese Aussagen sind so dicht und so stark. Sie richten mich auf.

«Sprecht: Ewig währt seine Gnade.
Er erhörte mich und schuf mir weiten Raum.
Der Herr ist für mich, ich fürchte mich nicht.
Der Herr ist für mich, ist mein Helfer.»

Im Namen des Herrn wehre ich ab – Menschen und Situationen,
die mich ungut beherrschen und einengen wollen.

Mein Vertrauen liegt allein in Gott.
Meine Kraft und meine Stärke ist der Herr.
Er erhört. Er erhöht.
Ich will dich preisen, dir jauchzen, mich freuen.

---

12 Andreas von Heyl: Zwischen Burnout und spiritueller Erneuerung, 2003

Du bist mein Gott, ich will dich preisen, mein Gott,
ich will dich erheben.
Er ist gut. Ewig währt seine Gnade.»
Innerlich befriedet gehe ich in die Nacht.

4. April 2008

Spitzensätze zum Thema «Burn-out» aus einer Diskussion im «Club» des Schweizer Fernsehens

Burn-out entwickelt sich in einem Arbeitskontext. Dies im Unterschied zu einer Depression, die unabhängig davon sein kann. Aber oft führt ein Burn-out in eine Depression.

Ursachen und Kennzeichen

- Fehlender Rhythmus
- Ständiges Hinterher-Nachjagen
- Ich sehe meine Grenzen nicht
- Wer ausbrennt, brennt zuerst (feu sacré)
- Selbstbild: Du bist ein wertvoller Mensch, wenn du eine gute Leistung bringst
- Der ständige innere Richter, der dir sagt, es genügt nicht
- Arbeitsrausch
- Ich weiss gar nicht, was mich glücklich macht

Therapeutische Tipps

- Verarbeitung gehört auch zur Arbeit
- Radikale Einkehr und Umkehr
- Das Gelassenheitsgebet[13]
- Raum zum Ausgleich
- Konzentration auf die Stärken eines Menschen
- Der eigenen Berufung entsprechen können
- Wertschöpfung dank Wertschätzung
- Nie krank zu sein ist auch nicht gesund
- Wir müssen nicht Tag und Nacht über uns nachdenken
- Muss mein Ich sterben, damit ich leben kann?
- Mir neue Verhaltensweisen zurechtlegen
- Dies alles hat auch mit Seelsorge im weitesten Sinn zu tun

Ich bewege ich mich nahe am Abgrund. Doch ich kann im Blick auf die obigen Aussagen erkennen, wie ich in einigen Bereichen auf einem guten Weg bin. Allerdings nur ansatzweise. Es gilt, die guten eigenen Erkenntnisse zu pflegen und zu stärken. Ich möchte nicht in einem Burn-out landen.

13 «Gott, gib mir die Gelassenheit, Dinge hinzunehmen, die ich nicht ändern kann, den Mut, Dinge zu ändern, die ich ändern kann, und die Weisheit, das eine vom anderen zu unterscheiden.»

7. Januar 2012

Kreislaufzusammenbruch

Der Schrecken sitzt tief. Während dem Mittagstisch im Kirchgemeindehaus tauche ich plötzlich weg. Mein Kopf sinkt auf den Tisch. Meine Umgebung reagiert sofort. Was war denn das? Mein Hausarzt schickt mich ins Krankenhaus. Drei Tage bleibe ich dort und werde gründlich untersucht. Eine längere Überwachung meines Blutdrucks im Alltag zeigt, dass ich nicht, wie ich bisher angenommen hatte, einen zu tiefen, sondern einen zu hohen Blutdruck habe. Das lässt sich aber gut behandeln.

Doch ich weiss, dass der Befund auch eine Folge meines gegenwärtigen Zustands der ständigen Anspannung ist.

Ich schaffe es nicht mehr, mich wirklich zu erholen. Zudem leide ich ständig an einer kalten Nase und kalten Händen und Füssen. Ich bewege mich zu wenig. Vor allem am Morgen und am Mittag leide ich zudem an Appetitlosigkeit.

Mein Gedanke: Ist die Ursache eine depressive Verstimmung? In meiner Verwandtschaft, aufseiten meiner Mutter, ist depressive Veranlagung weit verbreitet. Es hiess immer wieder: Alle haben es mit den Nerven zu tun.

1. Oktober 2014

Mein Kampf, überleben zu können

Ich weiss schon in den Sommerferien, dass mich danach sehr viel an Arbeit erwarten wird. Es ist die sehr berechtigte Angst in mir, wie ich das kräftemässig durchstehen werde.

Eigentlich schöpfe ich in meinem Dienst nach wie vor aus dem Vollen und mache es gut. Gleichzeitig habe ich Mühe, mich für die täglichen Aufgaben aus dem Bett zu bewegen. Ich bin erschöpft und müde, möchte am liebsten die Decke über den Kopf ziehen und liegen bleiben. Und dann ist da immer dieses flaue Gefühl im Bauch, mein Unwohlsein am Morgen, das sich gegen Abend wieder auflöst. Am Mittagstisch fehlt mir der Appetit und ich stochere lustlos im Teller herum. Dies steigert sich zunehmend. Meine Blutwerte zeigen einen Mangel an Vitamin B12 und eine Blutarmut an. Ich spreche den Hausarzt auf meinen erschöpften Zustand an und äussere die Vermutung: Bin ich vielleicht mehr als ein bisschen depressiv in meiner Grundveranlagung?

Er meint, er würde mir gerne ein klassisches Antidepressivum verschreiben. Ich solle es mir überlegen und mit meiner Frau besprechen. Das pflanzliche Mittel, das ich bisher eingenommen habe, hat meinen Zustand nicht verbessert. Oder habe ich es zu wenig konsequent genommen und zu früh abgesetzt, als ich mich zwischendurch wieder besser gefühlt habe?

Im Kopf weiss ich, dass es eine vernünftige Entscheidung ist, ein Medikament zu nehmen. Aber in mir sträubt sich etwas gegen Psychopharmaka. Muss das sein? Bin ich nun auch so weit?

Unmittelbar vor den Ferien beginne ich mit dem neuen Medikament. Nach drei Tagen verstärkt sich mein Unwohlsein am Morgen und verbindet sich mit Übelkeit. Es will sich den ganzen Tag nicht auflösen, und ich fühle mich erschöpfter als zuvor. Das macht mir Angst und führt zum Verdacht: Nebenwirkung? Die Nachfrage beim Arzt ergibt: Es ist wahrscheinlich, aber noch nicht genügend abgeklärt. Er rät mir, das Medikament zu stoppen.

Die Hinreise in die Ferien in die Toskana wird zum Albtraum. Normalerweise freue ich mich, endlich Ferien zu haben und einen grossen Teil selbst zu fahren. Doch ich überlasse das Steuer meiner Frau. Ich muss mich richtig zwingen, die lange Autofahrt auf dem Nebensitz durchzustehen. Nach etwa der Hälfte bitte ich Evi, die nächste Ausfahrt der Autobahn zu benutzen und einen Platz zu suchen, wo ich mich ein wenig hinlegen kann. Im Laufe des Nachmittags geht es mir zunehmend besser und Entspannung meldet sich.

Was läuft da ab? Ist das Antidepressivum der richtige Weg? Oder geht es darum, dass ich in nächster Zeit Strategien entdecken und einüben muss, die mir helfen, mit meiner Anspannung und der Angst, es nicht mehr zu schaffen, umzugehen?

Mir ist klar: So geht es nicht weiter. Bin ich definitiv krank oder sind es Warnsignale, die das noch rechtzeitig verhindern können?

Mir ist klar:

«So geht es nicht weiter. Bin ich definitiv krank oder sind es Warnsignale, die das noch rechtzeitig verhindern können?»

Diagnose und Beginn der Therapie

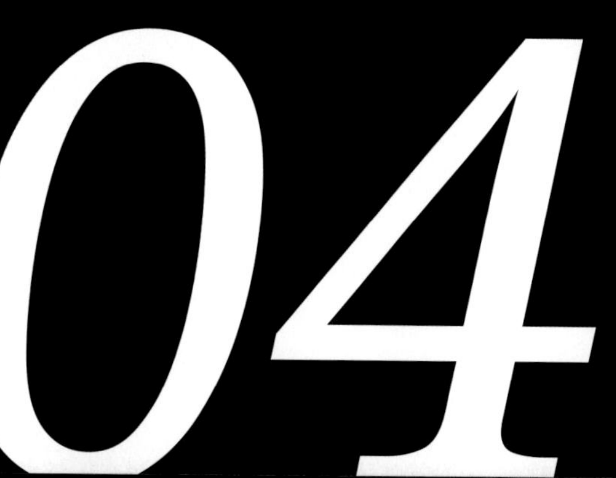

Anselm Grün: Spiritualität von unten[14]

«Irgendwann einmal werde ich müde sein von all meinen Versuchen, mich zu ändern. Dann wird auch mein Versuch, mich in Gott hinein loszulassen, nicht mehr Tugend sein, auf die ich stolz bin, sondern Ausdruck des gänzlich Entblösstseins. Dann werde ich mich in Gott hineinfallen lassen, weil es die einzige Möglichkeit ist, die mir noch bleibt. Dann erst bin ich frei von allem Ehrgeiz, der meine Spiritualität immer wieder zu einer Leistung pervertieren möchte.

Die Spiritualität von unten lehrt mich auch einen anderen Umgang mit der Krankheit. In uns steckt der unbewusste Wunsch, so zu leben, dass wir nie krank werden. Krankheit empfinden wir oft als Niederlage. Wir haben uns nicht so im Griff, dass wir über den Dingen stehen. Wir werden von einem Virus infiziert, unser Körper reagiert auf Spannungen und Schwierigkeiten. Wir ärgern uns dann oft darüber und möchten den Körper wieder in den Griff bekommen – durch Medikamente, durch gesunde Ernährung, durch Sport. Ein gesunder Lebensstil ist sicher ein guter Weg, mit sich und seinen Bedürfnissen umzugehen. Aber wenn

---

14 Anselm Grün: Spiritualität von unten. Münsterschwarzach 2018, 13. Auflage

wir meinen, es gäbe da einen Lebensstil, der uns Gesundheit garantieren würde, dann würden wir wieder einem falschen Vollkommenheitsideal huldigen. Die Krankheit ist oft genug eine Chance, den Schatz in uns zu entdecken. Wenn wir nicht krank würden, würden wir weiterhin an der Oberfläche leben, weiterhin unser Wesen verfehlen. Der Mensch ist nicht von Natur aus so sensibel, dass er von alleine leben kann, was Gott ihm zugedacht hat. Da ist die Krankheit oft ein Anruf Gottes, der uns in die Wahrheit führen und den Schatz in uns zeigen möchte.

Demut ist der Weg des Hinabsteigens in den eigenen ‹Humus›, in die eigene Erdhaftigkeit. Dieses Vertrautwerden mit dem Humus in uns führt zum Humor.»

12. November 2014

Nach der Erfahrung der Hinreise in die Ferien, als ich am liebsten wieder nach Hause zurückgekehrt wäre, ist mir klar: Nun muss Entscheidendes geschehen. Der erste Schritt ist die Klärung der Diagnose. Trifft der Verdacht meines Hausarztes zu, dass ich an einer Depression erkrankt bin? Für diese Abklärung ist der Fachbereich der Psychiatrie zuständig.

Psychiatrie. Mein Verstand sagt: So ist es. Jedes Leiden hat seinen Fachbereich. Es ist keine Schande, einen Psychiater zu konsultieren. Doch in mir regt sich Widerstand. Es ist für mich mit einem Stigma verbunden. Muss man mich demnächst in eine entsprechende Klinik einweisen? Was machen die dann dort mit mir? Ich unter lauter psychisch Kranken? Macht mich das nicht noch kränker, wenn ich das Elend sehe, das sich dort ansammelt? Was denken die Leute, wenn sie davon hören? Unser Pfarrer in der psychiatrischen Klinik? Ich empfinde es als Versagen. Aber heute sind wir doch aufgeklärt! Wir wissen, es gibt physisches und psychisches Leiden und sie können uns alle betreffen.

Ein Pfarrkollege und Freund empfiehlt mir zur Abklärung die «Klinik Sonnenhalde für Psychiatrie und Psychotherapie» in Riehen bei Basel. Sie war die erste psychiatrische Einrichtung in der Schweiz mit einem christlichen Hintergrund. Damals gehörte sie zum ansässigen Diakonissenhaus. Sie ist eine innovative Privatklinik mit einem ambulanten und einem stationären Bereich. Viele der Patientinnen und Patienten kommen aus dem christlichen Milieu. Mein Kollege hat sich dort ebenfalls wegen einer schweren depressiven Episode behandeln lassen. Ich wusste davon, aber nicht viel. Er sprach kaum je darüber. Ich wagte auch nicht näher nachzufragen.

Nun bin ich dankbar für seinen Tipp und sitze angespannt allein im Warteraum. Die Zeitschriften und Infoblätter lasse ich liegen und schaue immer wieder auf die Uhr. Endlich kommt der Arzt, der mich abklären wird. Nach einer kurzen Anamnese[15], in der ich von meiner beruflichen und familiären Situation und meinem Leiden erzählen kann, gibt er mir einen Fragebogen. Er erscheint mir ähnlich wie der, den ich zuvor im Internet gefunden habe mit der Fragestellung: *«Leide ich unter Depressionen? Depressiv oder einfach nur schlecht drauf? Testen Sie jetzt!»* Ich habe einige solcher Fragebögen durchgecheckt und weiss, dass die Wahrscheinlichkeit einer Depression gross ist. Diese Selbsttests geben aber nur Hinweise und ersetzen nie die Konsultation mit der Fachperson. Sie allein kann die Diagnose erstellen, die es für eine Behandlung im Rahmen der Krankenversicherung braucht.

Die Begegnung mit dem Arzt, der mir distanziert, aber sympathisch erscheint, ist kurz. Nach einer ersten Befragung, die auch meine Lebens- und Arbeitssituation umfasst, gibt er mir einen langen Fragebogen, der auf wissenschaftlicher Erkenntnis beruht. Er verweist mich an den Hausarzt, dem er seinen Bericht zukommen lässt und der mir die Diagnose eröffnen wird.

Es heisst also zuwarten. Ich möchte, dass es rasch vorwärtsgeht. Doch bereits der Termin in Riehen war nicht so schnell zu bekommen. Ich gelte nicht als akuter Fall. Ich habe es bisher irgendwie geschafft und hatte nie starke Suizidgedanken.

---

15 Das medizinische Fachpersonal erfragt zunächst die Vorgeschichte des Patienten, die wichtig ist, um die gegenwärtige Erkrankung zu erfassen und danach eine Diagnose erstellen zu können.

Bald erhalte ich die Einladung vom Hausarzt, der mich seit vielen Jahren betreut und dem ich vertraue. «Mittelschwere depressive Episode» lautet die Diagnose. Was bedeutet das denn?

Ich bin weder Fisch noch Vogel. Für eine stationäre Behandlung bin ich zu gesund. Behandlung ja, aber vorläufig via Hausarzt. Es geht zunächst um die Wahl eines wirksamen Psychopharmakons. Nachdem ich auf das erste Antidepressivum heftig reagiert hatte und es mir übel geworden war, bekomme ich ein anderes, neueres Produkt. Es soll bei leichteren und mittelschweren Depressionen gut wirken; allerdings, wie bei allen diesen Medikamenten erst nach einigen Wochen. Ich könne jederzeit kommen, wenn sich Nebenwirkungen zeigen sollten oder wenn ich nicht mehr weiterwüsste.

Zu Hause lese ich die Packungsbeilage und einige Erfahrungsberichte im Internet. Das verunsichert mich. Wie viele Nebenwirkungen doch möglich sein können! Die Erfahrungen scheinen sehr verschieden zu sein, von sehr gut bis gar keine Wirkung. Das Warten, bis sich eine Wirkung zeigt, zehrt an meinen Nerven. Das Ziel ist es, dass ich psychisch und physisch so stabilisiert werde und eine weitere und tiefer gehende Behandlung einsetzen kann. Dazu braucht es die nötige Kraft.

24. November 2014

Ich arbeite nach wie vor, gönne mir aber ein Timeout mit Übernachtung. Ich nutze ein Angebot der Diakonissengemeinschaft in Riehen, die ich schon länger kenne.

Ich habe viel Zeit gebraucht, mich mit meiner Diagnose «anzufreunden». Anderen in ähnlichen Situationen, die mir in der Seelsorge begegnet sind, habe ich das immer angeraten. Doch es ist anders, wenn es einen selbst betrifft.

Ich erlebe mich gegenwärtig in etwas besserer körperlicher Verfassung. Die Anlaufschwierigkeiten am Morgen sind geringer. Es geht nun um eine Anpassung meines Lebens- und Arbeitsstiles, der mir mehr Freiraum und Erholung ermöglichen soll. Es ist dasselbe Thema, das wir immer wieder mit meinem Mentor besprochen haben und doch nicht wirksam geworden ist.

«Was setzt dir denn so zu? Was tut dir gut?» Im Blick auf diese Leitfragen bedeutet es, frühzeitig zu reagieren und Unnötiges zu vermeiden. Ich sollte rechtzeitig das weise Ja oder Nein finden. Ich weiss ja längst, was mir guttut und was nicht. Das Gute sollte mit hilfreichen Gewohnheiten bei mir eingeübt werden, damit es in meinem Alltag verankert sein kann.

Gegenwärtig brauche ich viel Bewegung, frische Luft und Licht, täglich und verbindlich.

Seit Kurzem habe ich mich für ein Fitness-Abo entschieden. Ich hatte zunächst eine Hemmung, ob ich in ein Fitnesscenter passe. Was soll ich unter lauter jungen und muskelprotzenden Schönlingen? Das stresst mich nur. Doch es ist ein guter Mix von Jung und Alt, Sportstypen und solchen, die wirklich dringend etwas für ihre Gesundheit tun müssen.

Ich habe mir auch eine Therapie-Lichtlampe angeschafft, die ich jeden Tag etwa eine halbe Stunde nutze.

13. Dezember 2014

Erstes verordnetes Timeout

Ich war voller Hoffnung, dass die Massnahmen im Blick auf die diagnostizierte «mittelschwere depressive Episode» greifen würden. Ich stelle nun fest, dass ich nach einem mühsamen Start

«Was setzt dir denn so zu? Was tut dir gut?»

am Morgen gegen Abend in eine Euphorie komme, die ich in gesunden Tagen nicht kenne. Letzte Woche hat sich erneut kurz nach dem Aufwachen Erschöpfung und das unangenehme Gefühl im Bauch gemeldet, verbunden mit leichter Übelkeit und Appetitlosigkeit. Mein Magen rebelliert wie so oft in den vergangenen Monaten. Es scheint auch, dass das Antidepressivum gar nicht oder nicht mehr wirkt. Es haben sich zudem viele Überstunden angehäuft. Und es nerven mich einige unhaltbare Zustände in der Arbeit in der Kirchgemeinde. Wir sind in einer heiklen Konfliktsituation, für die ich nicht verantwortlich bin, mich aber trotzdem verantwortlich fühle.

Ich versuche zu überleben, als mir das Wasser bis zum Hals steht, und hoffe auf eine Erholung an einem Wellness-Weekend mit meiner Frau. Normalerweise bringt das viel. Doch ich kämpfe mich lustlos durch den Tag und esse fast nichts. Am Abend taue ich doch noch etwas auf. Einen halben Tag vor der Abreise überfällt mich Angst. Ich bin alles andere als erholt. Die Vorstellung, am Dienstag arbeiten zu müssen, stresst mich völlig. Ich will vorzeitig nach Hause und weiss nicht, wie ich die Rückreise durchstehen soll. Ich bitte meine Frau, mich noch vor der Abreise beim Hausarzt anzumelden und habe ein schlechtes Gewissen, ihr das antun zu müssen. Bin ich gar etwas wehleidig?

Der Hausarzt schreibt mich zwei Wochen arbeitsunfähig. Es ist das absolute Minimum, das er als sinnvoll erachtet. Zu mehr bin ich nicht bereit. Meine Frau hilft mir, die Mitarbeitenden und die Behörde zu informieren und eine Stellvertretung zu organisieren.

Nun bin ich mittendrin in dieser Erholungsphase. Ich kann es aber nicht lassen und arbeite immer noch zwei bis vier Stunden pro Tag, aber ohne den Druck, vor Leute treten zu müssen.

Die Nachricht, dass ich aussetzen muss, löst verschiedene Reaktionen aus. Sie zeigen mir, wie einige schon länger um mich besorgt sind. Ein treues Gemeindeglied schreibt:

«Ich wünsche dir und deiner Frau viel Kraft. Und denke daran, nicht du musst kämpfen – Gott wird für dich kämpfen. Ich werde für dich beten und bei Gott ‹stürmen›, dass er dich wiederherstellt.»

Die Tagesverse aus dem Losungsbuch[16] tun mir gut:

«So spricht der Herr: Ich habe dein Gebet und deine Tränen gesehen. Siehe, ich will dich gesund machen» (1. Könige 20,5).
«Er wird dich mit seinen Fittichen decken, und Zuflucht wirst du haben unter seinen Flügeln» (Psalm 91,4).

Unser ehemaliger Brautführer ermutigt mich mit Lebensweisheit:
«Gehe behutsam deinen Weg inmitten des Lärms und der Hast dieser Welt. Lebe, so weit als möglich und ohne dich selbst aufzugeben, in guten Beziehungen zu anderen Menschen. Verkünde deine Wahrheit ruhig und klar. Höre auch anderen zu, sogar den Törichten und Unwissenden: Auch sie haben ihre Geschichte.

---

16 Gemeint sind die Herrnhuter Losungen. Sie gehen auf Niklaus von Zinzendorf (1700–1760) zurück, der für jeden Tag seiner christlichen Gemeinschaft ein Bibelwort als Tageslosung mit auf den Weg gab. Daraus ist das heute wohl am meisten verbreitete Andachtsbuch entstanden. Die Bibelverse umfassen eine Sammlung aus dem Alten Testament, aus der für jeden Tag ein Vers ausgelost wird. Als Ergänzung kommt ein Vers aus dem Neuen Testament hinzu. Die Losungen erscheinen gegenwärtig in 61 Sprachen.

Vermeide laute und aggressive Menschen, sie bringen nur geistigen Verdruss. Es ist möglich, dass du entweder stolz oder verbittert wirst, wenn du dich mit anderen vergleichst; denn immer wird es bedeutendere und unbedeutendere Menschen geben als du selbst.

Freu dich des Erreichten genauso wie deiner Pläne. Verschliesse dich nicht dem Wert der Tugenden; viele Menschen streben nach hohen Idealen und die Welt ist voll von stillem Heldentum.

Sei du selbst. Trage freundlich die Bürde der Jahre und gib mit Anmut alles auf, was der Jugend zusteht. Nähre die Kraft deines Geistes, um plötzlichem Unglück gewachsen zu sein. Viele Ängste entstehen aus Müdigkeit und Einsamkeit. Sei freundlich zu dir selbst.

Du bist ein Kind des Universums, nicht weniger als die Bäume und Sterne. Du hast ein Recht darauf, hier zu sein. Und die Kraft des Universums wird sich so entfalten wie es sein muss, ob dir das klar ist oder nicht. Deshalb lebe in Frieden mit Gott. Halte Frieden mit deiner Seele in diesem lärmigen Durcheinander des Lebens. Mit allen Kümmernissen und zerbrochenen Träumen ist diese Welt dennoch wunderbar. Strebe danach, glücklich zu sein.

Ich hoffe, dass du frei von Krankheit oder Gebrechen, frischen Geistes und frohen Mutes deinen Weg in eine wunderschöne und friedvolle Zukunft gehen kannst.»[17]

Nachdem mir mein Arzt zunächst zwei Wochen Arbeitsunfähigkeit verordnet hat, überzeugt er mich, für die anschliessende Zeit das Pensum auf 50% zu reduzieren. Nur so kann ich Tritt fassen und sind weitere Schritte möglich. Was das Medikament betrifft, bin ich immer noch unsicher, ob es wirkt.

---

17 Inschrift, gefunden in der St. Pauls-Kirche, Baltimore 1692

Erst viel später stelle ich die Frage, ob dieses Medikament wirklich das richtige war.

Mein Arzt macht mir bewusst, dass eine Depression eine lange Anlaufzeit hat, bis sie akut wird. Er ist aber zuversichtlich und meint: Wir kriegen das hin. Doch der Heilungsprozess wird zwei bis fünf Jahre dauern. Ich seufze innerlich tief. Das müsste unbedingt rascher gehen. Das ist kein Zustand, so lange durchhalten zu müssen.

Wir reden über weitere Schritte in der Behandlung. Symptombekämpfung allein ist keine Lösung. Was sind denn die Ursachen?

Das ist eine Fragestellung für die Psychotherapie. Welches der Angebote könnte mir hilfreich sein? Es gibt die verschiedensten Ansätze. Sie erscheinen mir wie ein undurchdringbarer Dschungel.

Der Pfarrkollege, der mir bereits die Fachklinik Sonnenhalde empfohlen hat, weist mich auf das Ambulatorium der Klinik hin, in der er selber immer noch betreut wird. In Absprache mit dem Hausarzt melde ich mich dort und erhalte den Bescheid, dass sie über wenige freie Kapazitäten verfügen. Sie werden es im Team besprechen und mir melden, ob jemand bereit sei, mich aufzunehmen.

Wichtig ist mir immer wieder mein Glaube. Er hält und trägt mich, oft mit unerwartetem Zuspruch, der mir als leise Stimme Gottes erscheint. Trotz meiner Schwierigkeiten habe ich bisher keine grössere Glaubenskrise erlebt.

22. Januar 2015

Ermutigung

Ermutigung habe ich dringend nötig. Nachdem ich fast zwei Wochen erleben konnte, wo es mir gut ging, hat mich die Depression am Montag erneut massiv überfallen. Ich fühle mich antriebslos und freudlos. Die Perspektive, dass es vorwärtsgeht, fehlt mir. Ich will nicht bloss existieren und mich knapp über Wasser halten! Auch der Draht zu Gott fehlt mir. Ich brauche ein Zeichen von oben.

Gemeinsam mit meiner Frau lese ich den Bibeltext, der für den Tag vorgesehen ist. *«Die Israeliten stöhnten unter der Arbeit und schrien, und von der Arbeit stieg ihr Hilferuf zu Gott. Und Gott hörte ihr Seufzen, und Gott gedachte seines Bundes. Und Gott sah auf die Israeliten, und Gott nahm sich ihrer an»* (2. Mose 2,23–24).

Gott hört mein Seufzen. Er sieht mich in meinem mühsamen Zustand und nimmt sich meiner an.

Ich erinnere mich an einen Kanon, den wir am letzten Sonntag im Gottesdienst gesungen haben:

«Ihr werdet
Wasser schöpfen
mit Freuden,
Wasser aus den
Quellen des Heils.
Wasser, Wasser,
Wasser des Heils,
Wasser des Heils.»

nach Jesaja 12,3

Meine Seele dürstet nach lebendigem Wasser. Das gegenwärtige Leben ist mir zur Wüstenzeit geworden.[18]

Wieder berühren mich Tageslosungen:

«Der Herr, dein Gott, führt dich in ein gutes Land, ein Land, darin Bäche und Brunnen und Seen sind» (5. Mose 8,7).
«Und er zeigte mir einen Strom lebendigen Wassers, klar wie Kristall, der ausgeht von dem Thron Gottes und des Lammes; mitten auf dem Platz und auf beiden Seiten des Stromes Bäume des Lebens, die tragen zwölfmal Früchte, jeden Monat bringen sie ihre Frucht, und die Blätter der Bäume dienen zur Heilung der Völker» (Offb. 22,1–2).

Wie gut mir diese Verheissungen tun! Ich bin unterwegs durch eine Zeit der Wüste hin zu einem guten Land, in das Gott mich führt. Manchmal ist es schwer, daran zu glauben. Es macht mir Mühe, nicht zu wissen, wie lang der Weg durch die Wüste sein wird.

---

18 *«Jesus ging vierzig Tage in die Wüste, um sich auf seine Aufgabe vorzubereiten. Die Wüste ist der Ort der Einsamkeit, der Gottesbegegnung, der Entscheidung. Eine Wüstenzeit kann helfen, bewusster zu leben, die einfachen Dinge des Lebens wahrzunehmen und sie zu schätzen. In der Wüste haben die Menschen Zeit: Tun Sie etwas (z.B. Lesen, Spazieren, Spielen), einfach um der Sache willen.»* Quelle: Anregungen für die Fastenzeit (familien-feiern-feste.net)

«Der Herr,
dein Gott,
führt dich
in ein gutes Land,
ein Land,
darin Bäche
und Brunnen
und Seen sind.»

5. Mose 8,7

An die Wurzeln gehen – Psychotherapie

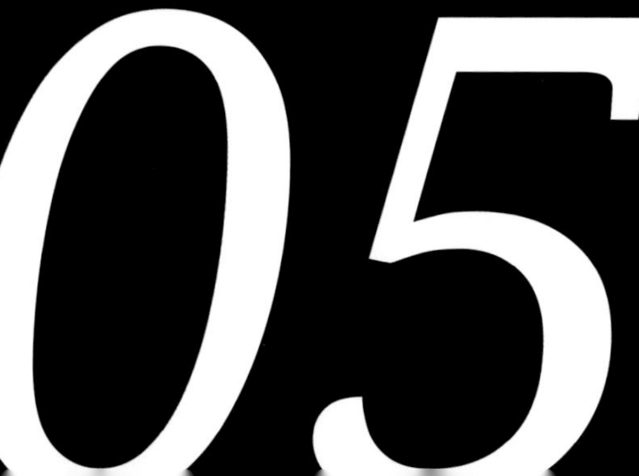

23. Januar 2015

Was mich krank macht

Ich habe die Psychotherapie bisher nicht aus eigener Erfahrung gekannt. Sie ist für mich eine fremde Welt. Was geschieht da denn? In mir ist auch eine gewisse Skepsis: Nützt es etwas?

Nach fünf Gesprächen kann ich sagen: Ja, es macht Sinn, mit einer Fachperson an die Wurzel dessen zu gehen, was mich krank gemacht hat. Es ist allerdings gar nicht einfach, sich dem zu stellen. Gestern hat es in mir einen grossen Schmerz ausgelöst. Ich sollte als Vorbereitung auf das Gespräch meinen Kindheits- und Jugenderfahrungen nachgehen. Je länger ich es tat, umso stärker meldete sich mein flaues Bauchgefühl und Übelkeit.

Es entsteht eine lange Liste mit schwierigen Erinnerungen. Sie ist längst nicht vollständig. Es kommt mir gefährlich vor, den «Giftschrank» meiner Erinnerungen zu öffnen.

Die Ausgangsthese meiner Psychotherapeutin ist: Es gibt Traumata in meiner Kindheit. In Stresssituationen geschieht es, dass meine damaligen Erfahrungen unbewusst Macht über mich ausüben und sich in körperlichen Symptomen melden. Besonders Stress aktiviert Depression. Das Ziel ist es, zu erkennen, was genau hinter meinen Symptomen steckt und wie diese ihre Macht verlieren können. Dem kann dann Neues entgegensetzt und eingeübt werden.

Eine positive Tatsache ist, dass ich bisher über eine beachtliche Abwehrkraft verfügt habe. Ich habe in den letzten Jahrzehnten viel ausgehalten und erstaunlich lange funktioniert.

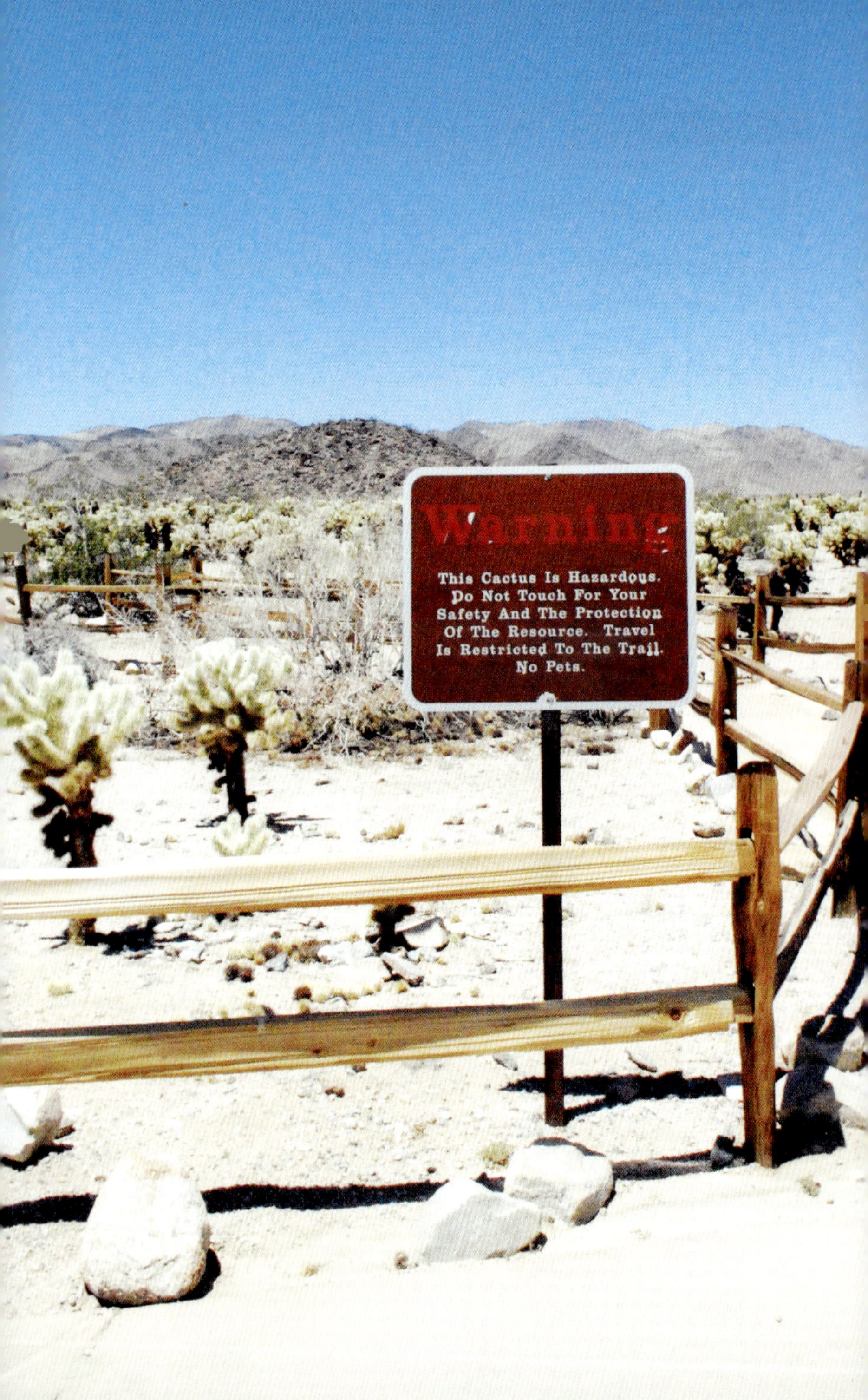
Warning
This Cactus Is Hazardous.
Do Not Touch For Your
Safety And The Protection
Of The Resource. Travel
Is Restricted To The Trail.
No Pets.

Mein Bauch sagt mir aber schon längst: So geht es nicht weiter. Die Anspannung in meinem Körper ist überdeutlich wahrnehmbar. Ich habe sie erkannt, doch nicht genügend ernst genommen. Als Verstandesmensch versuche ich immer wieder, sie wegzuwischen und dennoch meine Aufgaben hinzukriegen. Muss ich das? Nehme ich damit Schaden in Kauf?

Eigentlich begegnet mir meine Umgebung mit viel Verständnis im Blick auf meine gegenwärtig schwierige Phase.

Ich soll mein ungutes Bauchgefühl möglichst genau lokalisieren. Es liegt unten in der Bauchmitte und ich empfinde dort einen unverdaulichen Klotz, der kaum zum Aushalten ist. Auch Tabletten gegen Bauchschmerzen wirken dann nicht wirklich. Am besten hilft mir Bewegung, wozu ich mich nur schwer aufraffen kann. Verzweiflung wächst immer mehr in mir.

Ich habe in meinem Leben, besonders in meiner Kindheit und Jugend, viel erlitten. Was da war, will heraus. Ich erlebte mich damals unverstanden und verlassen.

Die Therapeutin meint: Die Symptome, die meine Erkrankung anzeigen, sind ein «Freund», der mir etwas zu sagen hat und eine Veränderung möglich machen will.

Viel zu lange habe ich Dinge ertragen, die kein Kind oder Jugendlicher ertragen kann und muss.

Bisher glaubte ich, dass meine schwierige Lebensgeschichte eine längst bewältigte Vergangenheit ist. Ich habe eine gute Frau gefunden und lebe in einer intakten Familie mit zwei begabten Töchtern. Es gibt einen Freundeskreis und meine Arbeit im Pfarramt wird geschätzt.

Die Therapeutin fragt nach: Haben Sie sich mit den schmerzhaften Erfahrungen aus der Vergangenheit schon einmal gründlich auseinandergesetzt und was hat das bei Ihnen ausgelöst?

Ich gebe zu: Es geschah nie wirklich. Im Praktikumsjahr vor dem Einstieg ins Pfarramt hat mich eine psychologische Begleitperson, die einiges von mir wusste, darauf aufmerksam gemacht und mir nahegelegt, diesen Dingen therapeutisch nachzugehen. Ich erinnere mich gut an eine längere Fahrt in einer Luftseilbahn, bei der es geschah. Ich sagte damals, ich sei mit meiner Vergangenheit im Frieden.

Doch meine damalige Beziehung zu meinen Eltern zeigte deutlich, dass ich mich nur teilweise von ihnen gelöst hatte und mich weiterhin verpflichtet fühlte, für ihr Wohlergehen zu sorgen. Die unsichtbare Nabelschnur war noch nicht gelöst.

Es fehlte mir der Mut, das offene Gespräch über das heikle Thema zu suchen, wo ich mich von ihnen unverstanden, instrumentalisiert und manipuliert erlebt hatte. Ich hätte so gerne von meinen Eltern gehört, dass sie sich nicht bewusst waren, wie ich litt und es ihnen leidtut.

Die Besuche bei meiner Mutter waren Pflichtbesuche. Ich brauchte dazu jeweils viel Energie. Es drehte sich in den fast wöchentlichen Begegnungen immer nur um ihr Ergehen, ihre Krankheiten, ihre Ängste und Nöte. Kaum jemals fragte sie nach dem Ergehen von mir, meiner Frau und unserer Kinder. Das hat mich verletzt. Eine unserer Töchter hat ihre Grossmutter einmal als «böse Frau» bezeichnet. Entsprechend sollte sie bei den Besuchen nicht dabei sein. Gottlob haben wir sie nicht dazu gezwungen.

Was meine Mutter und mein Vater – er etwas weniger –, mit mir gemacht haben, ist ein schwieriges Kapitel in meinem Leben. Die Therapeutin sagt im Blick auf meine Erfahrungen: «Das macht mich wütend.» Ich kann es nicht so direkt sagen. Ich sage nur: Es löst Trauer und Frust aus.

Kann ich überhaupt Wut zulassen, oder ist das eine verbotene Regung in mir? Wenn ich wütend werde, ziehe ich mich zurück und schweige. Doch in mir tobt dann ein riesiger Kampf.

Meine Mutter hat bei mir eine ständige Frustration ausgelöst. Meine gut gemeinte Liebesmühe war ihr immer zu wenig und letztlich vergebens. Ich habe kaum je Dankbarkeit gespürt und selten Worte wie «Ich liebe dich» von ihr gehört. Ich überspielte meine Enttäuschung mit Verständnis für ihre schwierige Lebensgeschichte. Sie hatte es in ihrer Kindheit und Jugend nicht einfach und ganz bestimmt war der Verlust ihres ältesten Kindes, das durch einen Verkehrsunfall verstarb, ein grosser Schmerz. Mein Bruder Kurt war damals zehn Jahre alt, ich nicht ganz fünfjährig. Ich erinnere mich gut daran, wie meine Patin mich abholte und ich meinen bereits verstorbenen Bruder noch angeschlossen an Maschinen im Krankenhaus gesehen habe. Es war eine irreale Szene.

Meine Mutter hat mir leidgetan. Doch was war mit meinem Leid? Dieses Muster läuft immer wieder bei mir ab, auch anderen Personen gegenüber. Sie tun mir leid und ich muss sie tapfer mittragen. Ich selbst aber bin nicht wichtig.

Die Beziehung zu meiner Mutter gleicht der Szene, die mir in der Rolle der Mutter und ihrem längst erwachsenen Sohn in der Kabarettsendung «Lite-Night-Show» von «Giacobbo/Müller» begegnet: Ich wurde nie als erwachsener Sohn auf Augenhöhe betrachtet. Ich blieb immer das Kind, das seiner Mutter, die ihn unter grossen Schmerzen geboren hatte, zu Dank verpflichtet ist. Mein anderthalb Jahre nach dem Unfalltod von Kurt geborener jüngerer Bruder Dieter und ich waren Kinder, die den verlorenen Bruder ersetzen sollten. Der älteste Bruder war das Ideal, und wir konnten ihn nicht ersetzen.

Was nicht bewältigt ist, wandert im Leben mit. Das Unausgesprochene und Schwierige meldet sich immer wieder als Schmerz und ist auch physisch wahrnehmbar, und jetzt in meiner Erkrankung akut.

Wie kann das alte Muster der «vergeblichen Liebesmühe» durchbrochen werden? Wie gehe ich mit meinen Aggressionen und Frustrationen um? Die Therapeutin legt mir nahe, «positive Aggression» zu entwickeln. Wie geht denn das?

Es geschieht dort, wo ich nicht länger schweige und meine Verletzungen in mich hineinfresse.

Ebenfalls zu meinen Verhaltensmustern gehört: Ich erkämpfe mir Freiheit und Eigenständigkeit und beweise mich durch Leistung. Mühsam habe ich es gewagt, mir Freiräume zu schaffen und wurde dafür als «schwarzes Schaf» bezeichnet.

Ich wurde klein gemacht und klein gehalten. Dem scheinbaren Frieden zuliebe habe ich mich so verhalten wie mein Vater. Er schwieg und begehrte kaum je auf gegenüber der Dominanz seiner Frau. Er wich ihr aus und flüchtete in seine Arbeit. Es kam nie zu echten Aussprachen.

Es tat gut, mir Freiräume zu erkämpfen. Dadurch gab es für mich ein Leben neben dem in meiner Familie. Ich fand gute Freundschaften im Leitungskreis der örtlichen Jungschar und viel Befriedigung in meinem Engagement, das mir zugetraut wurde. Das half mir, eigenständige Wege zu gehen. Doch es geschah immer im Widerstand und ohne die Unterstützung meiner Eltern.

Nochmals die zentrale Frage:

Wie kann ich dieses alte Muster durchbrechen und ein anderes Verhalten einüben?

Frust, Hilflosigkeit und Wut wandern bei mir in den Bauch und lösen die entsprechenden Beschwerden aus.

Perlen

In dieser ersten Phase der Psychotherapie lese ich viel.
Ich komme mir vor wie ein ausgetrockneter Schwamm,
der so vieles einsaugt.

«Glauben heisst: unsere Situation und unsere Schwäche im Lichte dessen anschauen, wer Gott ist und was er für uns getan hat. So ist auch unsere Hoffnung kein vager Optimismus. Hoffnung heisst: Die Zukunft im Lichte desselben Gottes zu sehen und im Lichte dessen, was er verheissen hat, für uns zu tun. Er verfolgt seine Absichten, und das wirkt sich aus, Jahr um Jahr.

Der Gott der Bibel ist nicht unbedingt der Gott, den ich will: Meine konfusen Begierden passen mit grosser Sicherheit nicht mit dem zusammen, wer er wirklich ist, und das ist auch gut so. Was wirklich zählt, ist der Gott, der mich erschaffen hat, der Gott, mit dem ich mich befassen muss (ob ich will oder nicht). Er ist so viel grösser und grossartiger als alles andere, was ich mir vorstellen könnte. Wir müssen den Gott der Bibel ständig schärfer in den Blick bekommen. Andernfalls werden wir entdecken, dass unser Bild von ihm allmählich gezähmt und auf das reduziert wird, was wir in unserem Leben handhaben können. Und Gottheiten, die wir bequem handhaben können, sind Götzen.»[19]

1986 ist mir während eines Besuches in der damaligen DDR Christian Führer mit seiner für ihn typischen Jeansjacke begegnet. Er war der Pfarrer, der die später weltweit bekannten Friedensgebete in der Nicolai-Kirche in Leipzig initiiert hat. Niemand wusste,

---

19 Tom Wright: Kleiner Glaube, grosser Gott. Neufeld Verlag 2013

welche Rolle sein Engagement beim Fall der Berliner Mauer spielen würde.[20] Was er später über seine Erlebnisse und auch über Krankheiten in seinem Leben schrieb, geht mir unter die Haut.[21]

«Das wurde mir zum Gleichnis. Die Eselin ist unser Körper, der uns über Jahre hinweg treulich und ohne zu murren dient. Hasten wir jedoch den Weg immer schneller entlang und missachten das Gottesgebot der Ruhe und des Innehaltens, beginnt der Körper irgendwann, sich zu weigern. Begreift der Verstand dann die Botschaft nicht, fangen die Organe an zu schreien. Wir aber wollen uns in der Regel nicht warnen lassen. Nur nicht krank werden! Nur keinen Stillstand! Schliesslich heisst es in der Leistungsgesellschaft, in der wir alle leben: immer weiter, immer weiter. So nehmen wir keine Rücksicht auf Geist, Seele, Körper und peitschen unseren Körper immer wieder auf. Bis eines Tages damit Schluss ist. Und zwar ganz und gar Schluss mit dem ‹immer weiter›.

Dreimal zwangen Krankheiten mich im Laufe meines Lebens zum Innehalten. Dreimal gewann ich dadurch an Tiefgang, Glaubens- und Lebenserfahrung. Dinge, die mir sonst nicht vergönnt gewesen wären. Endlich begriff ich: Gott hatte mir über die kranken Organe ein Innehalten verordnet. Ohne mich daran zu halten, hätte ich die nötige Glaubenskraft zur Bewältigung der Aufgaben nicht bekommen und wäre vermutlich nicht mehr am Leben.

---

20 Siehe das eindrückliche Gespräch von Ruedi Josuran: Montagsgebet für die Freiheit – der Mauerfall: https://fenster-zum-sonntag-talk.ch/menschen/geschichten/gaeste/montagsgebet-fuer-die-freiheit-der-mauerfall/

21 Christian Führer: Und wir sind dabei gewesen. Die Revolution, die aus der Kirche kam. Econ-Ullstein-List 2010, Seite 243f

Gott hat meinen Organen den Mund geöffnet und mir die Augen. Nun kann ich verstehen.»

Song Band «Delirious?»: «King or cripple»[22]

König oder Krüppel – was wurde aus mir?
Unter dieser königlichen Robe
liegt ein zerbrechlicher Mann.
Was mich zum König machte,
kann verkrüppeln.

Alles, was du gibst,
kann dir die Unschuld rauben.

Warum lässt du uns
auf einer so steilen Klippe gehen,
wo doch tief unter dem Meer das Gold liegt?
Und wenn dies unser Schlachtfeld sein sollte,
dann lass mich nicht fallen, lass mich nicht fallen.

Halte mich, bitte halte mich!
Halte mich, bitte halte mich!
Ich liebe es, die Hand desjenigen zu halten,
der den Blinden heilt,
und sah den Leprakranken
in die Arme der Liebe laufen.

---

22 Englischer Originaltext:
http://www.songlyrics.com/delirious/king-or-cripple-lyrics/

«Du nahmst
einen
zerbrochenen
Mann
und behandelst
ihn wie
einen König.
Halte mich,
bitte halte
mich!»

Delirious? – King or cripple

König oder Krüppel – das war dir eins.
Du nahmst einen zerbrochenen Mann
und behandelst ihn wie einen König.
Halte mich, bitte halte mich!
Halte mich, bitte halte mich!

Sehr hilfreich ist mir auch das Buch von Anselm Grün über Depression «Aufschauen, Durchschauen, Hineinsehen».[23]

«Aufschauen, Durchschauen und Hineinsehen bezeichnen für mich die drei Schritte, wie eine Depression geheilt werden kann. Die Heilung einer Depression beginnt damit, dass ich meine Augen erhebe. Aufschauen meint in der Bibel letztlich immer: meine Augen zu Gott erheben, zu Gott aufschauen, der mir Hilfe bringt, wie es im Psalm heisst: ‹Ich hebe meine Augen auf zu den Bergen: Woher kommt mir Hilfe?› (Ps. 121,1). Im Vertrauen auf Gott, zu dem ich aufschaue, vermag ich nun durch die Hülle, die auf meinem Herzen liegt, hindurchzuschauen in meinen Seelengrund. Ich dringe mit meinen Augen zum inneren Raum durch, in dem ich meinem wahren Selbst begegne. Im innersten Raum der Stille, im heiligen Raum bin ich heil und ganz. Und weil ich um den innersten Kern weiss, der von der Depression nicht infiziert ist, kann ich es wagen, alles in mir anzuschauen, tief in mich hineinzusehen. Ich höre auf, die Augen zu verschliessen vor den negativen Seiten, vor meinen Ängsten, vor meiner Verzweiflung, vor meiner Dunkelheit. Ich schaue in mich hinein und erkenne so die Tiefen meines Seins. In sie lasse ich das

23 Anselm Grün: Wege durch die Depression. Spirituelle Impulse. Kreuz Verlag 2013

Licht der göttlichen Sonne hineinstrahlen. Dann verliert sich die Angst vor mir selbst und meiner inneren Finsternis.»

Meine Therapeutin reagiert auf meine Zusammenfassung der bisherigen Erkenntnisse. Ein «Giftschrank» hat sich bei mir mit der Auseinandersetzung mit meiner Kindheit und Jugend geöffnet. Es ist durchaus real: Psychotherapie kann Nebenwirkungen haben, die unangenehm sind.

Wie ist eine Veränderung möglich?

- Ich erkenne meine bisherigen Muster in ihrer Tiefe und lerne sie zu verstehen.
- Ich bringe sie in die Therapie ein und beschreibe, wo und wie mir diese Muster in der Gegenwart begegnen.
- Wir besprechen mein Verhalten immer wieder und suchen nach einem anderen Weg.
- Ich probiere es aus und berichte laufend, wie es mir gelingt.

Dies ist nun meine Herausforderung. Wir bleiben zudem nochmals beim Begriff «Gute Aggression» hängen. In ihrer negativen Form wendet sich bei mir Aggression nach innen. Das gehört tief zu meinen bisherigen Verhaltensmustern.

Aggression ist ein negativ besetzter Begriff. Positive Aggression ist, wenn ich meine Wut über unhaltbare Zustände offen zeigen kann und nicht mehr für alles Verständnis und Toleranz beweise. Ich lebe mein Gefühl so aus, dass ich und meine Umgebung keinen Schaden nehmen. Ich wage es klare Grenzen zu setzen, die meine Umgebung akzeptieren müssen. Ich lasse nicht mehr alles mit mir machen.

Die nicht offen ausgelebte Aggression liegt als unverdaulicher Brocken in meinem Bauch. Es ist grundsätzlich wichtig zu lernen, Gefühle nicht durch vorzeitige Versachlichung aufzulösen. Meine Gefühle sind wichtig und müssen gelebt werden.

Als Kind wurde ich von meiner Lehrerin und anderen ausserhalb der Familie ermutigt, mir nicht immer alles gefallen zu lassen und mich endlich zu wehren. Ich tat das dann tatsächlich einmal. Ein Klassenkollege reizte mich so sehr, dass ich mein Lineal nahm und ihm auf den Kopf schlug. Das Lineal zerbrach und mein Opfer musste zum Arzt. Es wurde gottlob kein Schaden festgestellt. Die Lehrerin ging jedoch zu meinem Vater und erzählte ihm alles. Zu Hause bekam ich dann Schläge, damit ich so etwas nie mehr mache. Ich lernte dadurch: Du sollst dich zwar wehren und dir nicht alles gefallen lassen. Aber wenn du es tust, bekommst du anschliessend doch wieder eins aufs Dach.

Wut ist eine Grundemotion. Meine Mutter hat durch ihre Emotionalität unsere Familie beherrscht. Sie hatte das Leiden für sich «abonniert». Unsere Verantwortung war es, dafür zu sorgen, dass sie daran nicht zerbrach.

Die Therapeutin rät mir: «Schreiben Sie an Ihre bereits verstorbene Mutter einen Brief! Sagen Sie ihr in aller Deutlichkeit, wie es Ihnen in Ihrer Kindheit und Jugend ergangen ist.»

«Ich schaue in mich hinein und erkenne so die Tiefen meines Seins. In sie lasse ich das Licht der göttlichen Sonne hineinstrahlen. Dann verliert sich die Angst vor mir selbst und meiner inneren Finsternis.»

Anselm Grün

Fassungslos

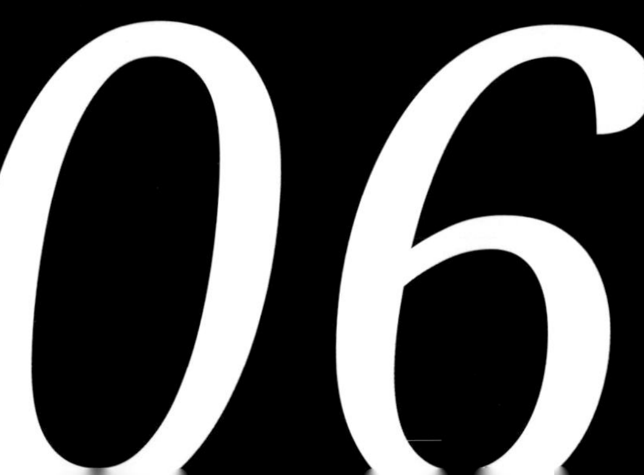

1. Februar 2015

Ich war so zuversichtlich. Es geht vorwärts, ich erhole mich. Manches, was meine Biografie betrifft, wird aufgearbeitet, und es werden auch Schritte zur Entlastung in meiner Arbeitssituation eingeleitet.

Doch nun hat sich ein unerwarteter Abgrund aufgetan. Kurz nach elf Uhr nachts läutet es. Meine Schwägerin und ihr Ehemann stehen vor der Tür. Sie sind auf der Suche nach dem Bruder meiner Frau. Evi hat mir zuvor erzählt, dass er sich den ganzen Tag nicht bei seiner Freundin gemeldet hatte. Sie liegt frisch operiert in der Klinik. Wir fanden sein Verschwinden merkwürdig.

Ich erahne, dass etwas Schlimmes auf uns zukommt. Die Schwägerin und ihr Ehemann haben ihn in seiner Wohnung gesucht. Da er dort nicht zu finden war, vermuteten sie, dass er in das leer stehende Haus seiner Eltern gegangen ist, wo er regelmässig dessen Zustand kontrolliert hat. Sie finden sein Auto tatsächlich hinter dem Haus und schauen im Haus nach, aber nicht überall. Es ist ihnen irgendwie unheimlich zumute.

Wir beschliessen, uns bei der Polizei zu melden. Zu zweit kommen sie bald. Wir entscheiden das Haus durchsuchen zu lassen. Frierend warten wir draussen. Nach wenigen Minuten kommen sie zurück und teilen uns mit, dass sie Ernst gefunden haben. Es war eindeutig ein Suizid.

Ich kann meine Gefühle nicht beschreiben. Wir funktionieren nur noch und sprechen uns ab, wer wen informiert. Meine Frau muss noch mit der Polizei den Leichnam identifizieren.

Wie konnte das geschehen? Seit einigen Tagen ahnten wir, dass es ihm nicht gut ging, dass er vielleicht auch depressiv ist. Wir hören später, er habe in der vergangenen Woche bei seinem

Hausarzt Hilfe gesucht und dieser habe ihm Medikamente verschrieben. Er hat sich also Hilfe geholt. Wie massiv er gefährdet sein könnte, war uns nicht bewusst. Er hat uns nie zuvor gesagt, es gehe ihm nicht gut.

Seine Freundin formuliert die Todesanzeige:

«Fassungslos und unendlich traurig müssen wir völlig unvorbereitet Abschied nehmen von unserem geliebten Lebenspartner, Sohn, Bruder, Götti, Onkel und Freund.

Du, der du das Leben, die Natur und die Menschen so geliebt hast, konntest das wunderbare Blau des Himmels, die Blume am Waldrand und den netten Menschen auf der Strasse plötzlich nicht mehr sehen. Schwere Gedanken, scheinbar unlösbare Probleme drückten ihre Last auf deine Schultern, sodass du keinen Weg mehr sahst und dich von deinen irdischen Leiden erlöst hast.

Du wunderbarer Mensch, du wirst uns so sehr fehlen. Dein sorgloses Lachen, dein munteres Singen und deine strahlenden Augen werden uns immer in Erinnerung bleiben.

Wir haben dich alle so sehr geliebt und hoffen deshalb von ganzem Herzen, dass du nun Frieden gefunden hast.»

Ich habe in dieser Situation Angst vor einem eigenen Absturz. Trotz gewaltigem Stress überstehe ich diese Tage erstaunlich gut. Offenbar sind in mir mehr Kräfte als ich zu glauben meine. Was das Ganze mit mir macht, weiss ich noch nicht. Es ist so leer in mir. Kaum geht es mir besser und habe ich mich etwas aufgerichtet, kriege ich erneut eins aufs Dach und dazu mit dem brutalsten

Hammer. Es zeigt sich erneut das Muster aus der Kindheit. Dennoch kenne ich es auch anderes. Es war in diesen Tagen einer da, der mich getragen und gehalten hat.

5. Februar 2015

Abschied und Verheissung

Der gestrige Tag gehört zu den schwierigsten meines Lebens. Es ist unendlich traurig, an diesem Grab zu stehen mit dem Sarg vor den Augen.

Ich könnte schreien: Warum denn? Es tut uns so leid, nicht rechtzeitig erkannt zu haben, wie gross seine Not war. Es hätte doch Hilfe gegeben.

Wir müssen damit fertigwerden, dass er nicht mehr leben konnte und seine Verzweiflung übermächtig wurde. Diese Aufgabe überfordert uns. Natürlich, wir stehen zusammen und erleben ein Netz von Mitmenschen, die uns begleiten.

In mir steckt auch Wut. Warum, Gott, warum hast du das nicht verhindert? Gott erscheint mir als eine riesengrosse Zumutung.

Mein Pfarrkollege spricht beim Abschied über den Seesturm, in den die Jünger Jesu in ihrem Boot geraten sind und die Wellen übermächtig wurden. Er ist auch dann da, wenn wir das Gefühl haben, er schlafe. Ihr Hilfeschrei wurde gehört.

Zudem berühren mich die Losungen an diesem so schweren Tag. *«Ich will dich gnädig ansehen und will sie bauen und nicht verderben, ich will sie pflanzen und nicht ausreissen»* (Jeremia 24,6). *«So gibt es nun keine Verdammnis für die, die in Christus Jesus sind»* (Römer 8,1).

Gott lässt es zu, aber er verdammt nicht. *«Du kannst nicht tiefer fallen als nur in Gottes Hand.»*[24] Ich bin allergisch gegen fromme Worte und möchte dennoch daran glauben.

24 Gedicht von Arno Pötzsch, 1941 entstanden.

«Du kannst nicht tiefer fallen als nur in Gottes Hand.»

Arno Pötzsch

Erkenntnisse aus der Therapie

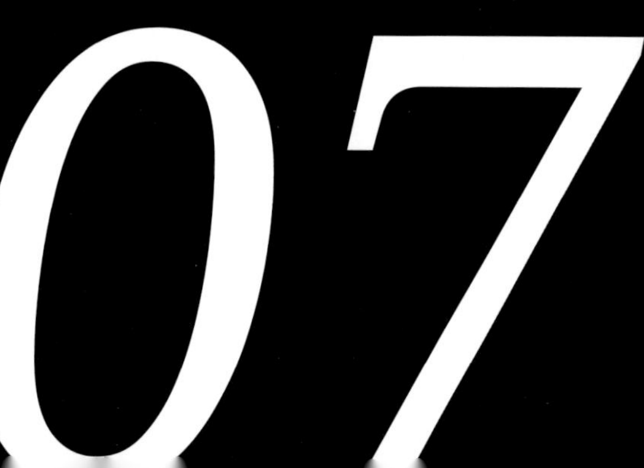

17. Februar 2015

Depression und Regression

Einen neuen Weg gehen

In der Depression zeigen sich oft unreife und tief verankerte Verhaltensmuster, die ihren Ursprung in der Kindheit haben. Das Ziel ist, sie zu erkennen und allmählich durch reiferes Verhalten zu ersetzen. Neue Wege müssen gefunden werden, damit ich nicht ständig in regressives Verhalten verfalle.

Regression kann bedeuten, dass Erwachsene ständig auf der Suche sind, das zu finden, was sie in ihrer Kindheit nicht gefunden haben. Sie verhalten sich als Erwachsene wie ein Kind.

Ich habe auf einer langen Liste Kindheitserlebnisse erfasst, die mich nach wie vor prägen. Ich möchte ihnen nachgehen, damit sie ihre Bedeutung verlieren. Was ist der Schlüssel, damit ich mich endgültig von ihnen lösen kann?

Unheilvolle Muster aus meiner Kindheit

Liebe beweisen müssen und es nicht können

Nach der traumatischen Erfahrung des Todes meines Bruders mussten mein jüngerer Bruder und ich unserer Mutter zeigen, wie lieb wir sie haben. Sie hatte ihr Liebstes verloren und klammerte sich an uns. Das bedeutete, auf eigene Bedürfnisse zu verzichten. Wir beide haben uns redlich bemüht, und dennoch war es nicht genug.

In mir keimte die Botschaft: Du bist nicht wichtig. Wie es dir selbst ergeht, interessiert niemanden. Das schmerzt mich immer noch.

Meine Mutter und ihre traumatische Erfahrung lösten Mitleid aus. Ich versuchte sie zu verstehen und fühlte mich dennoch ungerecht behandelt.

In der Pubertät gab es dann Momente, in denen ich aufbegehrt habe und sogar laut geworden bin. Ich kämpfte für meine Bedürfnisse und konnte mich teilweise durchsetzen. Das hat mich hartnäckig gemacht.

Heute lebe ich in meiner Familie und meinem Beruf in einer Umwelt, die mir verständnisvoll begegnet und sogar ermutigt, zu meinen Bedürfnissen zu stehen.

Dennoch stelle ich fest, dass ich es selten wage, diese Freiheit zu leben. Oft weiss ich gar nicht, was denn wirklich meine Wünsche sind. Ich erwarte unausgesprochen, dass meine Umwelt sie erkennt und wahrnimmt. Und ich bin enttäuscht, wenn es nicht geschieht.

Es tut gut, wenn ich zu meinen Wünschen stehe. Allerdings ist dann immer eine gewisse Angst da, egoistisch zu sein und anderen mit ihren Bedürfnissen im Weg zu stehen. Meine Frau möchte Zeit mit mir und Freunden verbringen, ich aber möchte mich zurückziehen können.

Die Therapeutin erklärt: Unsere Bedürfnisse sind in uns auf einer tieferen Ebene als unser Verstand angesiedelt.

Zuerst die Arbeit und dann das Vergnügen

Diesen Satz habe ich vor allem von meinem Vater gehört. Es war unser heimliches Familienmotto. Wobei die Realität sogar noch weiter ging: «Immer Arbeit, und fast nie Vergnügen.»

Harmonie erkämpfen

Vor allem Weihnachten war für mich eine Zeit, wo ich mich danach sehnte, endlich etwas Harmonie erleben zu dürfen. Dann lagen bei uns die Nerven blank und es brauchte wenig, bis es zu einem Streit kam. Ich versuchte als Kind die Harmonie so weit herzustellen, dass doch noch gefeiert werden konnte. Ich habe mir mein Bedürfnis nach «Stille Nacht, heilige Nacht» erkämpft. Damit trug ich die Verantwortung für etwas, was in der Verantwortung meiner Eltern gelegen hätte.

Wenn ich meine Liste mit Kindheitserlebnissen durchsehe, stelle ich fest, dass sich die meisten in die Kapitel «Eigene Bedürfnisse negieren müssen», «Verantwortung übernehmen für Dinge, die nicht meine Verantwortung sind» und «Rationalisieren» bzw. «Negative Emotionen in sich hineinfressen» einordnen lassen.

Das sind grosse Arbeitsbereiche, die verändert werden müssen. Ist das möglich oder hat sich das zu sehr bei mir eingespielt?

9. März 2015

Träume und ihre Deutung

Das ist das Spezialgebiet meiner Therapeutin. Wenn ich möchte, kann ich in nächster Zeit auf meine Träume achten und wir werden es besprechen.

In den letzten Herbstferien, als sich zeigte, wie ich am Ende meiner Kräfte war, hatte ich einen langen Traum, der mir immer noch in guter Erinnerung ist:

Ich stehe beim Eingang unserer Kirche und entdecke plötzlich daneben eine Türe, die ich bisher nie beachtet habe. Ich gehe erstaunt hinein und komme in eine ganze neue Welt von Räumen. Sie sind teilweise sehr verstaubt und voll mit altem Material, das dort gelagert liegt und hätte entsorgt sein sollen. Mir kommt der Gedanke: Wenn wir hier aufräumen und renovieren, lassen sich diese Räume vielfältig nutzen und eröffnen uns viele neue Möglichkeiten.

Nach genauerem Hinsehen fällt mir aber auf, dass die erste Einschätzung zu positiv war. Es gibt zwar diese unentdeckten Räume, aber sie sind im Umfang bescheiden, jedoch nutzbar.

Mir kommt durch diesen Traum die Botschaft entgegen: In unserer Gemeinde gibt es ein echtes Potenzial neuer Möglichkeiten, das wir bisher nicht wahrgenommen haben. Ich sehne mich so sehr danach, dass Neues aufbrechen kann.

Die Therapeutin versteht die Botschaft jedoch nicht bloss im Blick auf meine Arbeitssituation. Für sie sind es Räume in mir selbst, die ich bisher nicht entdeckt und genutzt habe. Es meldet sich im Traum ein bisher verborgenes Potenzial in mir.

Aufräumen ist grundsätzlich für mich ein wichtiges Thema. Ganz handfest betrifft es mein Büro und meine Art der Organisation. Ich häufe immer wieder zu viel an, was ich nicht bewältigen kann und was mich belastet. Wenn ich leichter durch das Leben gehen will, muss ich frühzeitig entscheiden, worauf ich mich einlasse und was ich unbeachtet wegwerfe. Ich muss mich von vielen alten ungenutzten Dingen trennen und mir so freien Raum schaffen.

Wenn ich
leichter durch
das Leben
gehen will, muss
ich frühzeitig
entscheiden,
worauf ich mich
einlasse und was
ich unbeachtet
wegwerfe.

In einem anderen Traum bin ich in Zürich und komme an eine Unfallstelle. Ich will Hilfe holen und nehme einen Weg, den ich für eine Abkürzung halte und verlaufe mich dabei. Der Weg führt in ein einsames, enges und steiles Bachtal. Der Unfall interessiert mich nicht mehr. Ich steige hoch und hoffe, zu einer Stelle zu kommen, an der ich auf die Stadt sehen kann. Das geschieht dann auch.

Natur und Stadt sind Gegensätze. Die Natur steht für das Wilde und Ursprüngliche, das Instinktive und Emotionale, das Unbeherrschbare. Die Stadt für Arbeit und Verstand.

Der Traum lädt ein, das bisher unbeachtete Ursprüngliche in mir zu entdecken: das Wilde in mir, die Welt meiner Emotionen.

In einem weiteren Traum sehe ich in einer Zeitschrift das Bild einer Schlange. Sie wird plötzlich lebendig. Ich vertreibe sie wild um mich schlagend mit einem Stock nach draussen, was mir gelingt.

Die Schlange ist ein vielfältiges Symbol. Sie steht für Veränderung, da Schlangen sich regelmässig häuten müssen. Oder für Lebensenergie, die Libido und die Sexualität. Bin ich da in einer Abwehrhaltung? Will ich gewisse Dinge in mir nicht zulassen?

23. April 2015

Abschluss der Psychotherapie

Zehn Gespräche waren es. Ziemlich rasch sind wir an die Wurzel herangekommen: die traumatischen Erfahrungen der Kindheit und Jugend und damit die Überforderung, für meine Mutter besorgt sein zu müssen und nicht genügen zu können. Ich darf nicht

Nein sagen und muss brav sein. Wie sehr ich diese Worte hasse! Ich darf nicht tun, was andere tun. Das alles hat deutliche Spuren hinterlassen. Irgendeinmal konnte ich nicht mehr.

Die Wurzeln sind nun klar. Die Ablösung von den damit verbundenen Verhaltensmustern ist allerdings eine gewaltige Herausforderung. Das braucht viel Zeit und Beharrlichkeit. Mein Hausarzt sprach im Blick auf meine Erkrankung von bis zu fünf Jahren, bis sich die Depression aufgelöst habe. Die Therapeutin ist optimistischer. Ich bin guten Willens und habe ein unterstützendes Umfeld. Vieles ist gut eingefädelt. Dennoch sind Ängste in mir. Wie wird es am Ende der Schonfrist nach den Sommerferien sein, wenn ich wieder in meinem gewohnten Umfeld voll in meine Arbeit starte?

08

Im Frühling beenden wir vorläufig die Therapie. Ich fühle mich erholt und freue mich auf die Chance, die auf mich wartet: ein Weiterbildungsurlaub. Ich erhoffe mir neue Impulse und wieder gut zu Kräften zu kommen.

Am Beginn steht eine Reise nach Äthiopien zusammen mit meiner Frau. Wir haben die Möglichkeit, Projekte kennenzulernen, die wir seit Jahren unterstützen. Zuvor hatte ich Bedenken. Mute ich mir zu viel zu? Was, wenn ich auf der Reise einen Rückfall erlebe? Mein Hausarzt ermutigt mich und meint: *«Die grosse Distanz von zu Hause tut dir gut.»*

Dem ist tatsächlich so. Ich bin fasziniert, was ich in diesen 16 Tagen erlebe. Zuerst bin ich schockiert über die grosse Armut, dann aber auch beeindruckt von der Begegnung mit den Menschen, der Schönheit der Landschaften und vom Engagement für eine nachhaltige Verbesserung der Lebenssituation in den drei Projekten. Es wird zur eindrücklichsten Reise meines Lebens.

Danach verwirkliche ich einen weiteren Traum: einen Aufenthalt im neu wiederaufgebauten Kloster Volkenroda. Es handelt sich um eine Initiative der «Kommunität Jesusbruderschaft» in Gnadenthal, mit der ich seit meiner Jugend verbunden bin. Anschliessend werde ich als Pilger auf dem Elisabethenweg von Erfurt nach Marburg unterwegs sein.

Das Loslassen von zu Hause fällt mir schwer. Ich war noch nie vier Wochen lang allein unterwegs, seit ich verheiratet bin.

In Volkenroda wird mir ein weiterer und zentraler Aspekt auf dem Weg zu meiner Heilung bewusst, dem ich bisher wenig Beachtung geschenkt habe: mein Körper!

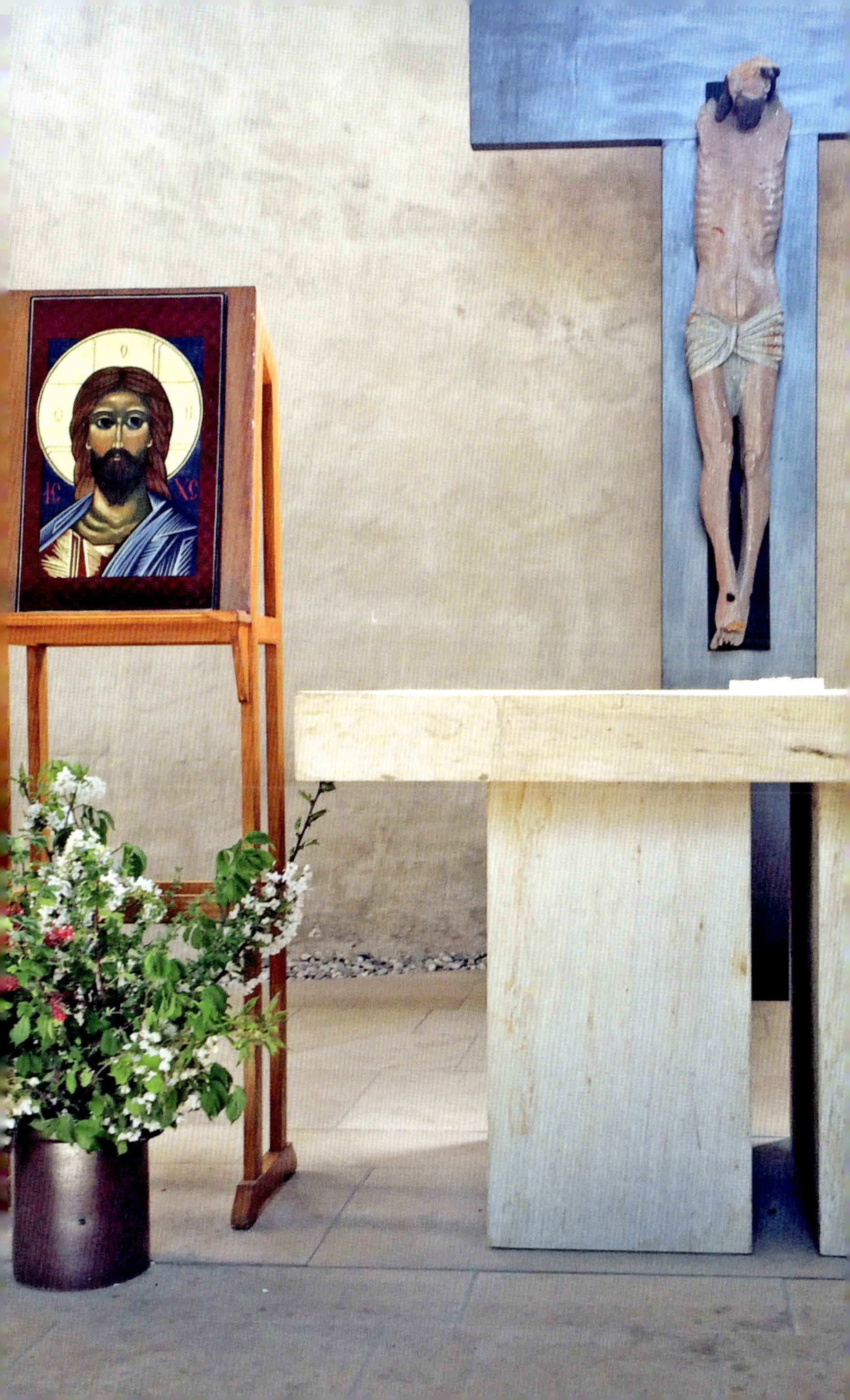

29. April 2015

Depression und ihre leiblichen Auswirkungen

Meine Depression hat sich zuerst in gesundheitlichen Schwierigkeiten gezeigt. Zuvor habe ich kaum je den Arzt besucht, nun immer öfter. Er hat mich auf somatische Ursachen meiner Probleme untersucht und sogar einmal zu einer Magenspiegelung geschickt. Es hat sich aber kein körperlicher Befund gezeigt. Dann war die Geschichte mit meiner plötzlichen Absenz. Ausser einem erhöhten Blutdruck war da nichts Ernsthaftes vorhanden. Wenn wir vielleicht noch eine Darmspiegelung durchgeführt hätten wegen meinem am Morgen intensiven flauen Gefühl im Bauch, meinem Appetitmangel und dem unverdaulichen «Klotz» in meinem unteren Bauchbereich wäre auch kein wirklicher somatischer Befund zum Vorschein gekommen. Intensiv waren immer wieder die Verspannungen im Nacken, den Schultern, in der Wirbelsäule und dem Kreuz. Eine längere Behandlung mit Massagen hat mir gutgetan, zeigte aber keine nachhaltige Wirkung. Doch wie denn? Kaum etwas aufgerichtet, falle ich ins alte Muster zurück.

Meine Frau ermahnt mich, beim Gehen die Füsse ganz abzurollen, gut zu atmen und, wenn ich vor den Leuten stehe, eine aufrechte Haltung einzunehmen und sie anzublicken.

Was mir guttut, ist sportliche Tätigkeit. Lange Zeit war ich oft und begeistert unterwegs mit meinem Mountainbike und Rennrad. Auch wandere ich gerne. In den letzten Monaten habe ich das alles zunehmend vernachlässigt. Gottlob steht nun der Pilgerweg bevor. Es ist ein Lebenstraum, den ich lange hinausgeschoben habe.

Die Grundspannung heilsamer Spiritualität

Christus in Volkenroda

Die Zeit im Kloster Volkenroda tut mir gut. Lange Spaziergänge, die Gemeinschaft am Tisch und die Tagzeitengebete geben mir eine gesunde Struktur.

Im Chor der Kirche hängt ein Kruzifix. Allerdings ist es nicht vollständig. Die Beine und Arme fehlen ihm, auch ein Teil des Kopfes. Es ist nur ein Torso.

Daneben steht eine Ikone von Christus als dem grossen A und O.[25] Im Zentrum der östlich-orthodoxen Spiritualität steht Christus als Allherrscher. Die Weltgeschichte hat keinen offenen Ausgang. Sie steht im Zeichen des Sieges über alle gott- und lebensfeindlichen sichtbaren und unsichtbaren Mächte. Der orthodox Glaubende begegnet in der Liturgie immer wieder dem, was zuletzt sein wird. Das gibt ihm die Kraft, in einer Gegenwart zu bestehen, die oft ganz anders aussieht und in der es den Anschein macht, dass die gott- und lebensfeindlichen Mächte regieren.

Der Blick nach oben, hin zu Christus, erlöst aus den Tiefen, in denen auch ich so oft gefangen bin. Mein evangelischer Glaube ist geprägt vom Kreuz.

Das Kruzifix hat eine bewegende Geschichte. Kloster Volkenroda ist eine Gründung des Zisterzienserordens. Während der

---

25 Erster und letzter Buchstabe im griechischen Alphabet (auf Deutsch: A–Z)

Reformation wurde es säkularisiert und zum Sitz des Landvogts. Die einstige Klosterkirche ist bis 1968 die evangelische Kirche des Dorfes, bevor sie wegen Baufälligkeit geschlossen wird. Das Dorf ist zur «Absiedelung» vorgesehen. Von staatlicher Seite werden keine Investitionen mehr bewilligt und vorgenommen.

Es ist Ausdruck der atheistischen Überzeugung der damaligen DDR. Gottesglaube und Religion sind dem Untergang preisgegeben. Die Klosterkirche zerfällt. Das Innere ist von meterdickem Schutt bedeckt. In den Siebzigerjahren des letzten Jahrhunderts entdeckt jemand das Kruzifix. Er zieht heraus, was von ihm übrig geblieben ist und bewahrt es bei sich zu Hause im Estrich auf.

Nach dem Zusammenbruch der DDR und der Wiedervereinigung der beiden getrennten Staaten entsteht eine Initiative mit dem Ziel, die ganze Anlage neu aufzubauen. Eine Arbeitsgruppe nimmt mit der «Kommunität Jesusbruderschaft» Kontakt auf. Diese Kommunität hat im hessischen Gnadenthal bereits ein altes Kloster neu aufgebaut, das ebenfalls zerfallen war. Der dazugehörige Gutsbetrieb war in der Nazizeit ein Musterbetrieb der neuen Gesellschaftsordnung. Die Kirche wurde als Stall benutzt.

1994 initiierte die Jesusbruderschaft den Wiederaufbau des Klosters mit allen seinen Gütern. Seither gestaltet sie dort ebenfalls ein gemeinschaftliches Leben im klösterlichen Sinne und empfängt Gäste zu Tagungen oder zur persönlichen Einkehr. 2005 übernimmt die Stiftung Kloster Volkenroda das ganze Anwesen. Stiftungszweck ist die Förderung des christlichen Glaubens und eines geistigen, sozialen, wirtschaftlichen, kulturellen und gesellschaftlichen Lebens im Kloster Volkenroda.[26]

---

26 Siehe Wikipedia, Artikel «Volkenroda»: https://de.wikipedia.org/wiki/Volkenroda

Es ist offensichtlich: Der christliche Glaube ist stärker als alle menschlichen Mächte, die sich in den beiden grossen gottlosen Heilslehren des letzten Jahrhunderts gezeigt haben. Gottlob fand das «Tausendjährige Reich» des Nationalsozialismus und die «Diktatur des Proletariats» ein Ende.

Für mich sind diese geschichtlichen Fakten ein klares Zeichen der Herrschaft Gottes. Was verachtet und verfolgt wurde – der christliche Glaube und sein jüdisches Erbe – hat Bestand.

Dieser Glaube ist auch mächtiger als meine persönliche Unheilgeschichte. Ich durfte ihn während der Zeit meiner Pubertät kennenlernen und habe mich in dieser wichtigen Lebensphase für diesen Weg entschieden. Das hat schliesslich meine Berufswahl beeinflusst und sich immer wieder heilsam ausgewirkt. Dieser Glaube ist jetzt auch ein zentraler Faktor der therapeutischen Prozesse rund um meine Depression.

Im Torso des Kruzifixes begegne ich meiner Geschichte. Er fand den Weg zurück in die Klosterkirche, als der Besitzer vom Wiederaufbau hörte. In einem erklärenden Text der Kommunität lese ich:

«Herr Jesus Christus,
angesichts deiner Wunden und deines Leidens
traue ich mich, die Nöte und Verletzungen meines Lebens vor dir auszusprechen:
Enttäuschungen, Schmerzen, Einsamkeiten:
Ich darf dies ganz persönlich und konkret tun.

Es ist gut, dass du mich siehst und verstehst.
Dein Kreuz sagt mir, dass du mich liebst.
Ich bin nicht allein mit meinem Leid.
Du bist mit mir.
Das macht meinen Weg leichter.»

Mein persönlicher Glaube bewegt sich im Spannungsfeld zwischen diesen beiden «Christus»: dem Gekreuzigten und dem Auferstandenen, dem alle Macht im Himmel und auf Erden gehört.

2.–11. Mai 2015

Unterwegs auf dem Elisabethenpfad[27]

Der Ursprung der Pilgerschaft liegt bereits im Alten Testament. Jeder jüdische Mann hat sich damals dreimal im Jahr auf den Weg zum Tempel nach Jerusalem gemacht. Dort wurden die grossen Feste gefeiert. Auch Jesus tat das mit seinen Jüngern.

Das spätere Wallfahrtwesen der Kirche versteht sich als Bussübung, verbunden mit der Hoffnung auf Ablass. Deshalb wurde es von der Reformation abgelehnt. Im Zentrum des modernen Pilgerns stehen Identitäts- und Selbstfindungsprozesse, oft ausgelöst durch Lebenskrisen.

Das erklärt auch meine Motivation. Ich erhoffe mir besondere Begegnungen mit Gott und eine weitere Gesundung. Das einfache Leben mit minimalem Gepäck und das Unterwegssein zu Fuss in für mich unbekannte und wenig bewohnte Landschaften tun mir gut.

Körperliche Bewegung setzt neben biologischen Reaktionen zusätzlich mentale, psychische und auch spirituelle Prozesse in Gang.

---

27 Der Elisabethenpfad führt vom Geburtsort der heiligen Elisabeth von Thüringen auf der Wartburg bei Eisenach zum Grab in der Elisabethenkirche in Marburg.

Ich erhoffe
mir besondere
Begegnungen mit
Gott und eine
weitere
Gesundung.

Der Weg mit seiner Anstrengung nimmt und gibt viel: «Dieser Weg ist hart und wundervoll. Er ist eine Herausforderung und eine Einladung. Er macht dich kaputt und leer. Restlos. Und er baut dich wieder auf. Gründlich. Er nimmt dir alle Kraft und gibt sie dir dreifach zurück.»[28]

Am zweiten Tag meines Pilgerwegs begegnet mir die «Mach-mal-Pause»-Bank. Lauf nicht stur durch. Du kannst nur durchhalten, wenn du genügend Pause machst. Wie oft wurde ich schon ermahnt und ermutigt, mir endlich mitten in der Arbeit Pausen zu gönnen, etwas Kleines zu essen und an die frische Luft zu gehen. Ich bin zu beherrscht vom Gesetz aus meinem Elternhaus: «Zuerst die Arbeit, dann das Vergnügen.» Diese Einstellung ist eine unbiblische Sklaventreiberei. Danke, Gott, dass du mich ermahnst, mir in deinem Namen Pausen zu gönnen. Du bist ein Gott, der meine Füsse auf weiten Raum stellt und mir diese Erholungszeit gönnt.

Laufend, und dies im doppelten Sinn des Wortes, begegnen mir in den kommenden Stunden Dinge, die mir zum Gleichnis werden:

Der Hinweis bei einer Kläranlage: «Fäkalannahmestelle». Wohin mit den «Fäkalien» meines Lebens? Dort, wo ich unangemessen reagiert habe, unachtsam war, widerlich in meinem Verhalten? Das alles gehört an der richtigen Stelle entsorgt; vor Gott und den betroffenen Mitmenschen.

Sonntagsentheiligung. Unterhalb des Wegzeichens für den Pilgerpfad hat jemand einen Werbeaufkleber eines Möbelhauses an-

---

28 Hape Kerkeling: Ich bin dann mal weg. Piper Verlag 2015

gebracht: «Sonntag ist Schautag.» Wie heilig ist mir der Sonntag?

Das Signal «Achtung: Absturzgefahr». Wo bin auch ich gefährdet? Ist es meine häufige Neigung, anderen Leuten ins Wort zu fallen und nicht richtig hinzuhören?

Das Denkmal für Kriegsgefallene und der Hinweis, dass damals die Kirchenglocken eingeschmolzen wurden, damit Kriegsgeräte produziert werden konnten. Schrecklich, was der Mensch anrichtet, wenn er sich über Gott stellt und nicht einmal davor zurückschreckt, sogar das «Heilige» zu entweihen und für sich zu missbrauchen. Was ist mir heilig und was lasse ich mir um keinen Preis nehmen? Ist es mein Glaube?

«Ja, du wurdest meine Hilfe;
jubeln kann ich im Schatten deiner Flügel.»

Dieser Teil der «Laudes», des klösterlichen Morgengebets, mit dem auch ich auf meinem Pilgerweg den Tag beginne, berührt mich besonders. Ich spüre die heilsame Hand Gottes. Ich gewinne – laufend! – zunehmend Abstand von meiner Depression. Ich erwache am Morgen neugierig auf den neuen Tag und quäle mich nicht mehr beim Aufstehen. Überhaupt entdecke ich die Schönheit der Morgenfrühe.

Heute erlebe ich einen mühsamen Einstieg in die Tagesetappe. Es gibt eine Wegänderung. Neu geht es entlang eines Autobahnzubringers, teilweise ohne ein Trottoir. Gottlob sehe ich die Wegzeichen. Und ich begegne dem Wunder, wie mächtig Gottes Schöpfung ist. Aus einem stillgelegten Fabrikkamin wächst ein Baum. Was der Mensch baut, ist vergänglich. Gott aber bleibt.

15. Mai 2015

Meine Eltern wohnen noch in mir

Nach meiner Pilgerzeit verbringe ich zwei Wochen im Bruderhaus der Kommunität Jesusbruderschaft in Gnadenthal. Da kann ich meinen Pilgerweg verarbeiten und mich weiter inspirieren lassen. Heute lese ich einen bewegenden Aufsatz.

«Die Eltern sind unsere erste Liebe. Von ihnen hängen nicht nur die Zutaten unseres Aussehens, unsere Gaben und Werte ab, sondern auch unser Daseinsgefühl, unser Selbstbild und das Urvertrauen oder die Ur-Unsicherheit dem Leben gegenüber. ‹Die Bindung an die Mutter und/oder den Vater ist das zentrale Problem unserer menschlichen Reifung, die bestimmende Macht unserer Gefühle uns selbst und anderen gegenüber› (Helmut Jaschke). Wenn ein Kind erlebt, dass es in seinen existenziellen Bedürfnissen nach Nähe, Sicherheit und Zuwendung wahrgenommen wird, entwickelt es Zutrauen zu sich selbst und den Mut, sich neuen Erfahrungen zu stellen. Ist das nicht möglich, entsteht eine unsichere Bindung mit ängstlichem oder vermeidendem Verhalten anderen gegenüber. Diese frühen Erfahrungen wirken sich emotional auf uns und unseren Umgang mit anderen aus und beeinflussen unsere Erwartungen gegenüber ihnen. So wirkt die Familiengeschichte in die Gegenwart hinein und gestaltet sie mit. Meine Eltern wohnen noch in mir, sogar wenn sie schon gestorben sind.»[29]

---

29 Angela Ludwig: Meine Eltern wohnen noch in mir. Brennpunkt Seelsorge 02/2014: www.ojc.de/brennpunkt-seelsorge/2014/brennpunkt-2/meine-eltern-wohnen-noch-bei-mir/

Die Autorin zeigt vier Schritte, die nötig sind, in die Freiheit zu finden.

- Eigene Gefühle wahrnehmen, inklusive dem Schmerz und dem Zorn über das, was mir widerfahren ist
- Unterscheiden lernen, was in meinen inneren Konflikten mein eigener und was der Anteil meiner Eltern ist
- Für die eigenen Gefühle Verantwortung übernehmen
- Konkret vor Christus abgeben, was die Eltern mir angetan haben; vergeben und selbst auch Vergebung annehmen

Erneut am Abgrund

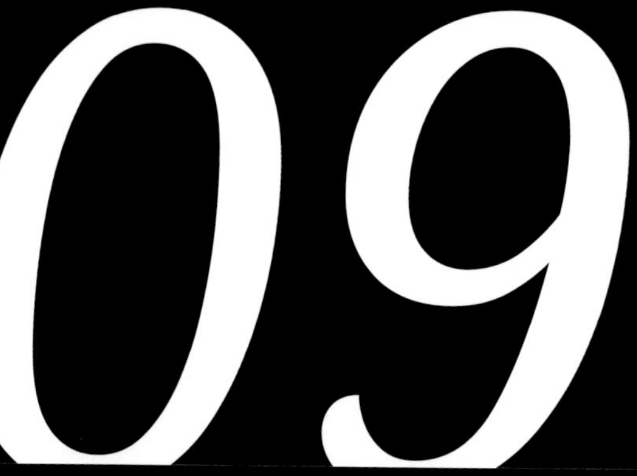

4. Juli 2015

Pure Angst

Panik überfällt mich. Ich bin völlig erschöpft und schaffe es erneut nicht. Draussen ist ein strahlender Sommertag. Da ich die Hitze und das Licht nicht ertrage, schliesse ich die Fensterläden und lege mich auf das Bett. Ich hoffe etwas Ruhe und Schlaf zu finden und mich zu erholen. Essen mag ich nicht, Trinken fast nicht. Es ist mir übel. Ich möchte mich durch Erbrechen erleichtern können und schleppe mich zur WC-Schüssel. Mein Herz rast. Pure Angst sitzt in mir.

Am liebsten möchte ich alles absagen. Meine Frau ist bereits weg. Mit einer anderen Person ist sie heute weggefahren, um für das Konfirmandenlager einzukaufen und die Küche einzurichten.

Ich möchte mich von der Lagerleitung abmelden. Aber ich kann doch das Team nicht alleinlassen. Was soll ich nun tun?

Ich entscheide mich, ärztliche Hilfe zu suchen. Mein Hausarzt ist nicht erreichbar. Also muss ich auf den Notfall ins Krankenhaus. Mit Mühe fahre ich hin und halte es fast nicht aus, bis ich endlich drankomme.

Ich werde befragt und untersucht. Vorhandene Krankheiten, verschriebene Medikamente, genaue Symptome, was ich gegessen und getrunken habe etc. Doch ausser erhöhtem Blutdruck und einer gewissen Dehydrierung ist nichts vorhanden. Ich bekomme ein Beruhigungsmittel. «Das kommt schon. Erholen Sie sich», meint der Arzt. Aber da ist doch das Konfirmandenlager? «Müssen Sie wirklich hingehen? Schauen Sie, wie es sich in den nächsten Stunden entwickelt.»

Ich fahre nach Hause. Das Medikament hat mich müde gemacht. Ich telefoniere noch mit meiner Frau und gestehe ihr, was passiert ist. Sie hat den Eindruck, dass ich etwas gar wehleidig tue. Wir machen ab, das Mitarbeiterteam noch nicht zu informieren. Ich werde versuchen, mit ihnen ins Lager zu starten. Nach der Ankunft kann ich mich dann vom ersten Programmteil freihalten. Wir werden dann gemeinsam schauen, wie es mir geht.

Gottlob finde ich bald den Schlaf. Am Morgen fühle ich mich deutlich besser. Ich bin zwar immer noch verspannt und vor allem müde. Zunehmend lebe ich auf. Das Team und die Jugendlichen ahnen nicht, wie es mir zuvor ergangen ist. Die Lagerleitung gehört zu meinen liebsten Aufgaben. Wie die Jahre zuvor werden es gute Tage. Ich kann mich auf ein engagiertes Team verlassen und zwischendurch entlasten. Meine Frau ermahnt mich immer wieder dazu.

Bald danach erfolgt der Abschluss meiner zweiten längeren Fortbildungszeit. Sie ist mit einem zusätzlichen unbezahlten Urlaub verbunden. Drei Wochen sind wir als Ehepaar zusammen mit der jüngeren Tochter in Kalifornien unterwegs. In dieser Zeit ergeht es mir so gut, als ob zuvor nichts gewesen wäre. Mit einer Ausnahme.

Essen mag ich nicht,
Trinken fast nicht.
Es ist mir übel.
Ich möchte mich
durch Erbrechen
erleichtern können
und schleppe mich
zur WC-Schüssel.
Mein Herz rast.
Pure Angst sitzt
in mir.

7. August 2015

Anspannung und Angst vor dem Neustart

Auf unserer Reise durch Kalifornien, in der ersten Nacht in einem Ferienhaus in Oakhurst beim Eingang zum Yosemite-Nationalpark habe ich einen Traum, der mich in Unruhe versetzt. Es ist Montag um 23 Uhr. Ich realisiere, wie bei uns im Pfarrhaus ein heilloses Chaos herrscht. Morgen geht es aber voll los mit meinem Arbeitsprogramm nach dem Urlaub. Sofort will ich noch alles aufräumen. Meine Frau will mich aber ins Bett schicken. Ich soll es morgen ruhig angehen können, eins um das andere. Ich bleibe stur, räume weiter wie wild auf und kollabiere fast. Genau das wollte ich doch nicht, dass es in diesem Stil weitergeht nach dem Urlaub und meiner depressiven Phase.

Ich habe Angst vor dem Neustart. Ich weiss zwar schon, wie sich vieles in den letzten Monaten positiv entwickelt hat. Doch die Depression ist noch nicht weg. Sie meldet sich bereits wieder. Ich kann sie einfach nicht abschütteln.

Einige Tage später besuchen wir in San Luis Obispo an dem berühmten Highway 1 einen Gottesdienst. Die Botschaft tut mir gut.

«The Lord is at hand; do not be anxious about anything, but in everything by prayer and supplication with thanksgiving let your requests be made known to God. And the peace of God, which surpasses all understanding, will guard your hearts and your minds in Christ Jesus. Finally, brothers, whatever is true, whatever is honorable, whatever is just, whatever is pure, whatever is lovely, whatever is commendable, if there is any excellence, if there is anything worthy of praise, think about these things. What you have learned

and received and heard and seen in me – practice these things, and the God of peace will be with you» (Philippians 4:4–9 ESV).[30]

Das Thema des Gottesdienstes ist, wie wir Frieden finden. Es geschieht, indem wir in Jesus Christus gut verwurzelt sind. Auch wenn vieles schwierig erscheint, Gott steht dir zur Seite. Im Gebet können wir mit allem, was uns belastet, zum himmlischen Vater kommen. Manchmal sind unsere Gebete nur Stossseufzer der Verzweiflung, die wir himmelwärts schicken. Was uns Angst macht, muss aus uns heraus. Wir dürfen Gott sagen, was wir uns wünschen. Für mich ist es die Sehnsucht nach einer vollständigen Heilung.

Den Predigttext, der mich in der englischen Übersetzung noch stärker anspricht als er mir zuvor vertraut war, will ich in die kommende Zeit als Wegweisung und Zusage mit mir nehmen. Wenn ich diese Worte täglich meditiere, können sie sich in mir festigen und mein Handeln zunehmend prägen.

---

30 *«Freut euch immerzu, weil ihr zum Herrn gehört. Ich sage es noch einmal: Freut euch! Alle Menschen sollen merken, wie gütig ihr seid. Der Herr ist nahe! Macht euch keine Sorgen. Im Gegenteil: Wendet euch in jeder Lage an Gott. Tragt ihm eure Anliegen vor in Gebeten und Fürbitten und voller Dankbarkeit. Und der Friede Gottes, der alles Verstehen übersteigt, soll eure Herzen und Gedanken behüten. Er soll sie bewahren in der Gemeinschaft mit Jesus Christus. Im Übrigen, Brüder und Schwestern: Achtet auf das, was wahr ist, würdig und gerecht, was rein ist, liebenswert und Lob verdient. Achtet darauf, dass ihr euch richtig verhaltet und Anerkennung bekommt. Tut das, was ihr von mir gelernt und übernommen habt. Handelt, wie ihr es bei mir gehört oder gesehen habt. Der Gott, der Frieden schenkt, wird euch darin beistehen!»* (Philipper 4,4–9).

Nach der Rückkehr gönne ich mir noch zwei Tage Wandern in den Alpen mit Übernachtung in einer SAC-Hütte.

Am Morgen danach laufe ich zuerst durch eine endlos erscheinende steile Strecke voller Steinblöcke. Wenn da nicht immer wieder gut sichtbare Wegmarkierungen wären, hätte ich mich schon längst verlaufen. Gottlob weiss ich, dass es danach abwärtsgeht.

Das wird mir zum Gleichnis. Meine Depression erscheint mir wie diese Steinwüste. Man sagt mir, sie sei nicht endlos. Ich hoffe es, aber manchmal fällt es mir sehr schwer, daran zu glauben. Ich erlebe zwar immer wieder «Wegmarkierungen», die mich ermutigen. Liebe Menschen, die an mir Anteil nehmen. Worte aus der Bibel und anderer Literatur. Vieles habe in diesem Tagebuch gesammelt, was mir guttut.

Gestern habe ich mich beim Wandern am Schluss richtig durchkämpfen müssen. Die Hitze und die Steile des Weges brachten mich an die Grenze. Ich habe drei Fehler gemacht: Zu wenig Wasser mitgenommen, kaum gegessen, weil mir der Hunger fehlte. Und ich habe im ersten Teil keine Pausen gemacht.

Eine gute Fürsorge an Leib und Seele ist für meinen weiteren Weg entscheidend und ebenso eine gute Pausenkultur.

Im Rückblick fällt mir noch ein weiterer Fehler auf: der Hauptfehler! Wer einen Jetlag hat, sollte in den ersten Tagen grössere Anstrengungen vermeiden und sich erholen. Immer noch bin ich zu ambitioniert und betreibe Raubbau an meinen Kräften.

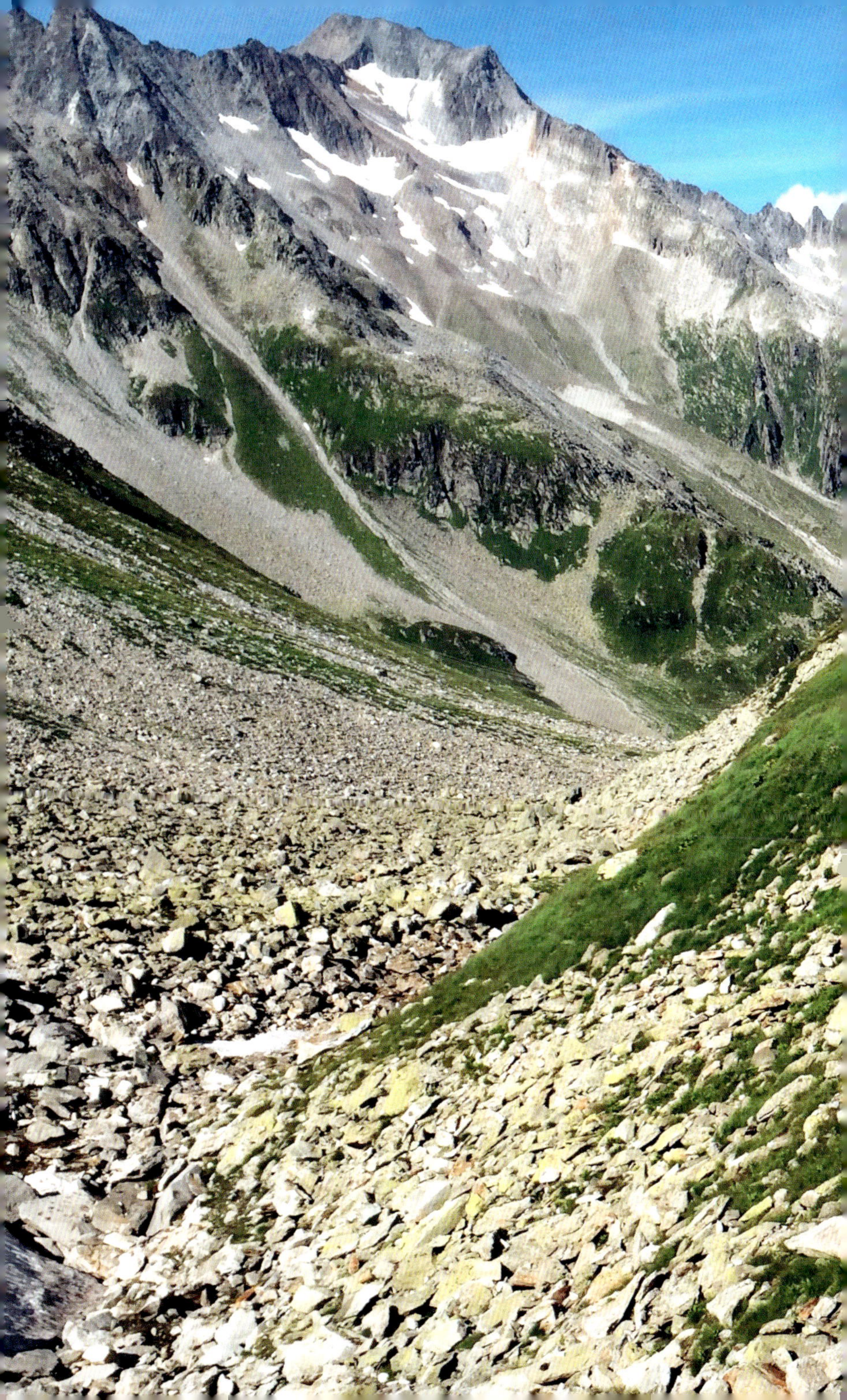

1. September 2015

Labil

Letzte Woche hat mir jemand die Frage gestellt: Wie geht es dir? Ich antworte trotz der Krise vor dem erneuten Start ins Pfarramt: Es geht mir gut wie schon lange nicht mehr. Es geht mir zunächst auch gut. Ich finde sogar die Energie, mir vorausschauende Gedanken zu machen.

Am vergangenen Samstag aber erlebe ich, dass ich mit meinen Vorbereitungen auf den Gottesdienst einfach nicht vorankomme. In der Nacht auf den ersten Arbeitstag schlafe ich zudem schlecht, wache immer wieder verspannt auf und fühle mich nahe dem Zustand in der depressiven Phase. Immerhin kann ich mit meiner Frau darüber reden. Sie betet danach mit mir.

Ich erlebe mich labil und ich befürchte einen Rückfall. Ich weiss: Rückfälle gehören zum Leben. Aber bitte nicht jetzt wieder. Der Schrecken meines letzten Rückfalls vor dem Konfirmandenlager sitzt noch tief in mir, ebenso derjenige vor fast einem Jahr, als ich es auf der Hinfahrt in die Ferien nicht mehr ausgehalten habe.

Ein Problem ist auch, dass ich mich in einer guten Phase zu sehr verausgabe, und mir viel zu wenig Zeit zur Erholung lasse. Ich gehe mein Leben immer noch zu forsch an.

29. Oktober 2015

Ich brauche erneut Hilfe

Vor einigen Tagen habe ich meinem Mentor von meinen erneuten Rückfällen in die Depression geschrieben. Er reagiert sofort:

«Danke für deine Nachricht. Ich bete weiter für euch. Du bist und bleibst ein gesegneter Mann. Da ändert auch eine Depression nichts dran. Wir beten aber trotzdem um Heilung.»

Trotz meiner Krankheit gibt es Ermutigungen. Meine Erfahrungen und meine Offenheit, darüber zu reden, tun einigen Männern gut und sie erzählen mir von ihren eigenen Problemen.

Eigentlich bin ich zuversichtlich. Aber in der depressiven Phase überfallen mich Gefühle der Verzweiflung. Komme ich da je wieder heraus? Ich will endlich unbeschwert leben können, auch meiner Frau, meiner Familie und meinem Arbeitsumfeld zuliebe.

Gegenwärtig bin ich wieder im Loch. Den Rat meines Arztes, die Dosis des Medikamentes zu verdoppeln, befolge ich. Die Wirkung bleibt vorerst aus. Zudem habe ich mich zu einer weiteren fachärztlich-therapeutischen Behandlung entschlossen.

mich los-reissen
nur da sein
empfangen
ich sehne mich
nach dieser freiheit

zerbrechlich bin ich
nicht zerbrochen
zerbrechlich
so zerbrechlich

ausatmen
einatmen
durchatmen
das tut so wohl

Depression 2.0

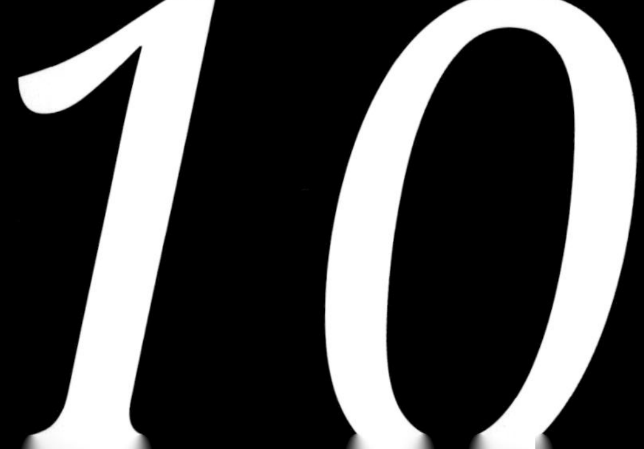

Nun bin ich an der Stelle, an der ich in diesem Buch begonnen habe. Es geht um die Entscheidung zu einer zweiten Phase der Therapie. Bereits seit Beginn begleitet mich ein Antidepressivum, das nie abgesetzt und dessen Dosis teilweise erhöht wurde. Es hat mich wohl vor einer weiteren Verstärkung der Depression bewahrt, aber nicht vor dem Rückfall. Eine weitere, andere begleitende Therapie ist dran. Ich melde mich erneut beim Ambulatorium der Klinik Sonnenhalde. Sie vermitteln mich an eine Praxisgemeinschaft aus ehemaligen Fachpersonen der Klinik. Eine Fachärztin für Psychiatrie und Psychotherapie hat sich bereit erklärt, mit mir abzuklären, ob sie für mich die richtige Person ist.

15. November 2015

Ich sitze im Wartezimmer mit sehr gemischten Gefühlen.
Ich – ein Fall für die Psychiatrie? Bin ich nun so weit?
Im Kopf weiss ich, dass es Sinn macht. Es gibt Ärzte für jeden Fachbereich. Also auch für die Psyche. Meine Gefühle jedoch sträuben sich. Ich erlebe es als demütigend, dies akzeptieren zu müssen. Wird mir diese Person tatsächlich helfen können? Bringt sie mehr zustande als die Psychotherapeutin in der ersten Phase der Behandlung?

Die erste Phase führte mich zu den Wurzeln in der Kindheit und Verhaltensmustern, die daraus entstanden sind.

«Sie atmen ja kaum.» Das ist eine der ersten Bemerkungen der Ärztin. Ich wirke fast leblos auf sie, wie ich angespannt dasitze. Ich bin zwar da, aber doch abwesend. Meine Krankheit zeigt sich leibhaft.

Mein Leib und was die Depression mit ihm macht: Das wird zum Schlüssel für die weitere Behandlung. Leib und Seele sind zutiefst verbunden. Meine Lebens- und Leidensgeschichte hat sich in meinem Körper eingenistet. Die Ärztin vertritt einen körperorientierten Ansatz. Ihre Prognose ist, dass es viel Zeit brauchen wird, bis sich etwas in mir lösen kann und es sich auch körperlich zeigt.

Nach zehn Minuten fragt sie mich: *«Wollen Sie wirklich weiterhin arbeiten?»* Ich ahne, dass ich nur dann die Zeit und den inneren Freiraum für die Therapie finde, wenn ich mein Pensum reduziere. Ich bin zunächst bereit für eine zwanzigprozentige Reduktion, ahne aber, dass das nicht reichen wird. Kann ich meinem Arbeitgeber wieder einen längeren Ausfall zumuten? Die Ärztin wünscht ein Gespräch mit meinem Vorgesetzen.

Nun habe ich einige Tage Bedenkzeit. Am Tag vor der Entscheidung erlebe ich den Traum, den ich zu Beginn des Buches beschrieben habe. Für mich ist es die Stimme Gottes. Du hast lange anderen gedient, dich ausgepowert. Nun bist du dran, dass dir gedient wird, damit du genesen kannst.

Mein Arbeitgeber zeigt viel Verständnis und unterstützt die Meinung der Ärztin, mich für längere Zeit ganz arbeitsunfähig zu schreiben.

Zudem spricht sie Klartext im Blick auf das, was ich ihr beim ersten Gespräch zu meiner Arbeitssituation gesagt habe. Die schwierige konfliktgeladene Situation im Team der Kirchgemeinde ist aus Sicht der Ärztin allein schon genug Grund zur Erschöpfung. Auch da wird es neben meiner Behandlung Schritte zu einer Lösung brauchen. Doch das ist die Aufgabe meiner Vorgesetzten.

Ermutigungen

Ich habe nun Zeit, und es begegnet mir viel Verständnis für meine Situation. Ich erhalte liebe Kartengrüsse, SMS, Weihnachtsgebäck, auch Angebote, mit mir spazieren zu gehen und ein kleines Buch mit Texten von Sabine Nägeli. Das ist alles sehr wertvoll. Ich schreibe und meditiere eigene und andere wohltuende Texte.

Sie atmen kaum
Atmen Sie tief
Ihre Vitalität
meldet sich wieder

Das Männliche
Du – ein Mann
Nicht nur «man»

Konflikt zulassen
Wut und Müdigkeit
Nicht mehr nur nett sein

Es sagen, was das
mit dir gemacht hat
Nicht mehr ankämpfen
Und dennoch kämpfen
Auf-merk-sam sein
Lassen. Gelassen werden

Erschöpft
Neuschöpfen
Es geht um dich
Du darfst sein
Dich sein

Lass es gut sein
Lass kommen,
was kommen will

Therapeutische Massnahmen

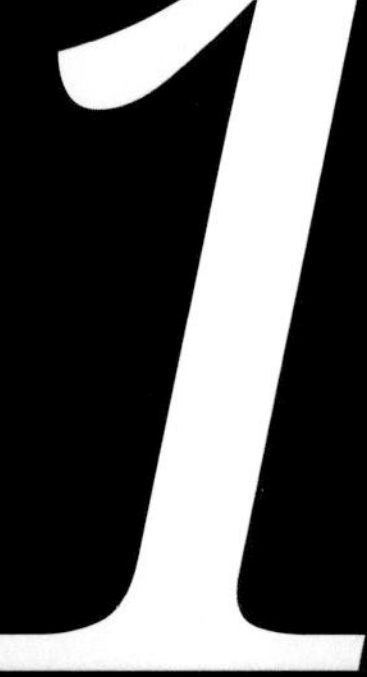

11

Nun habe ich ganz Zeit für die Therapie. Unter Anleitung meiner Ärztin erarbeiten wir ein Therapie-Programm. Die erste Frage ist: ambulant oder stationär?

Im Blick auf meine Diagnose, einer mittelschweren Depression, ist es schwierig, einen stationären Platz zu finden. Dafür geht es mir noch zu gut. Gottlob habe ich nie mit Suizidgedanken kämpfen müssen. Irgendwie habe ich es immer durch den Tag geschafft.

Das Aufstehen ist mühsam und die Erschöpfung und andauernde Müdigkeit sind riesengross. Ich schlafe aber trotzdem ziemlich gut und lange. Doch kaum erwacht, beginnen die Probleme. Das Unwohlsein meldet sich, der Klotz im Bauch und das Gefühl, mein Kopf sei wie in einer Wolke, die ein klares Denken verhindert. Ein bisschen Brot mit Konfitüre bringe ich mühsam in mich hinein. Zuschauen darf mir niemand, so lustlos sieht es aus. Das Trinken geht noch am besten. Überhaupt muss ich lernen, genug zu trinken. Das war einer der ersten Ratschläge der Ärztin. Immer zu Beginn der Sitzungen erhalte ich ein grosses Glas mit einem halben Liter Wasser, das ich während der Stunde leeren muss.

Das bisher erste therapeutische Mittel bleibt das Antidepressivum. Wobei wir erst spät die Wirksamkeit hinterfragen. Es hätte mich sichtbar stabil machen müssen.

Statt einer stationären Behandlung entscheide ich mich für eine Zwischenlösung. Da ich in Basel in Behandlung war, suchen wir in dieser Region ergänzende Therapien bei Personen, die der Ärztin vertraut sind. Ich hätte sonst fast jeden Tag reisen müssen. Für meine Frau wäre der Alltag zudem zu belastend gewesen mit einem kranken, oft so leblosen Mann um sich herum.

Ich entscheide mich für das Gästezentrum der Diakonissengemeinschaft Riehen bei Basel. Schon länger kenne ich einige der Schwestern von «Tagen der Einkehr» in ihrem damaligen Haus in Wildberg. Diese Tage mit ihrer klaren Struktur, solidem biblischen Impuls, Zeiten des Rückzugs zur persönlichen Besinnung, Mittagsgebet und späterem gemeinsamen Austausch haben mir immer gutgetan.

So frage ich in Riehen nach, ob sie mich in meiner Situation aufnehmen können. So wäre für mich gut gesorgt, was eine reizarme ruhige Umgebung, das Essen in Gemeinschaft und die Möglichkeit der Teilnahme an den Tagzeitgebeten betrifft.

Es sollte sich bewähren. Zunächst bleibe ich für vier Übernachtungen, später kann ich reduzieren. Im Stillen ist wohl oft für mich gebetet worden. Ich wusste, wenn ich nicht aufgestanden wäre, hätte jemand bei mir vorbeigeschaut. Sonst werde ich in Ruhe gelassen, wofür ich dankbar bin. Ich lese und schreibe viel, mache Spaziergänge und konzentriere mich auf mein therapeutisches Programm.

Es um umfasst acht Bereiche:

- Medikamentöse Behandlung (Antidepressiva)
- Einstündige Gespräche mit Übungen nach der Methode der integrativen körperbetonten Psychotherapie[31]
- Atemtherapie auf der Grundlage «Erfahrbarer Atem» nach der Methode von Ilse Middendorf[32]

---

31 Mehr dazu im Anhang

32 Mehr dazu auf Seite 133

- **Craniosacral-Therapie**[33]
- **Krafttraining im Fitnesscenter**[34]
- **Seelsorgerliche Gespräche**
- **Lektüre hilfreicher Literatur**
- **Pflege meiner Spiritualität und Tagebuch-schreiben.**

---

33 Wikipedia: «*Die Cranio-Sacral-Therapie (vom Lateinischen cranium: Schädel; sacral: das Kreuzbein (os sacrum) betreffend: ‹Schädel-Kreuzbein-Therapie›, auch Kraniosakraltherapie) ist eine alternativmedizinische Behandlungsform, die sich aus der Osteopathie entwickelt hat. Es ist ein manuelles Verfahren, bei dem Handgriffe vorwiegend im Bereich des Schädels, des Nackens, des Zungenbeins, des Thorax, der Wirbelsäule, des Kreuzbeins, des Zwerchfells, des Beckens und der Füsse ausgeführt werden. Der Therapeut arbeitet mit seinen Handflächen oder Fingern vorwiegend mit minimalen Zug- oder Druckkräften. Dabei wird entweder in die als physiologisch sinnvoll empfundene Richtung vorgegangen, oder der erfühlten Gewebespannung nachgegangen, um sie zu reduzieren.*» – Ich erlebe die Sitzungen als wohltuend, bin aber auch skeptisch über den spirituellen Hintergrund. Braucht es eine Buddha-Figur im Therapieraum und Bilder mit esoterischem Hintergrund?

34 Für mich eine sehr hilfreiche Erfahrung, die seither fest in meinem Wochenablauf integriert ist. Ich verdanke dem Training eine deutlich verstärkte und sichtbar gewordene Muskulatur und dadurch eine Zunahme meines Körpergewichts.

15. Dezember 2015

Atemtherapie

Ich staune, wie Gott mit der Tageslosung einmal mehr in meine Situation spricht. Ich werde ein erstes Mal die Atemtherapie besuchen und bin gespannt, was mich erwartet. In der Tageslosung steht: *«Ich will meinen Odem in euch geben, dass ihr leben sollt, und ich will euch in euer Land setzen, und ihr sollt erfahren, dass ich der Herr bin»* (Hesekiel 37,14).

Mein Atem. Solange ich atme, lebe ich. Gott hat im Schöpfungsakt dem noch leblosen Körper des Menschen seinen Odem eingehaucht. So wurde er lebendig. Meine Depression zeigt sich durch oberflächliche Atmung. Dieses Feedback erhielt ich schon in der ersten Sitzung von der Ärztin. Damit verbunden war die Aufgabe, tief atmen zu lernen.

Im weiteren Text zur Losung begegnet mir Jesus als Therapeut: *«Jesus liess sie zu sich und sprach zu ihnen vom Reich Gottes und machte gesund, die der Heilung bedurften»* (Lukas 9,11).

Jesus lässt die Menschen an sich heran und lässt sich ganz auf sie ein. Er gibt ihnen dabei einen weiteren Horizont und dient ihnen dort, wo sie der Heilung bedürfen.

Meine Therapeutin arbeitet nach der Methode von Ilse Middendorf (1910–2009). Diese entwickelte die Lehre des «erfahrbaren Atems». Das Schlüsselelement dieser Methode ist das «Geschehen-Lassen» des Atems. Eingebettet in das vegetative Nervensystem reagiert der Atem auf alles, was ein Mensch erlebt und fühlt. Den eigenen Atem bewusst wahrnehmen meint mit sich selbst in Beziehung zu kommen und zu lernen, auf die Signale des Körpers zu achten. Sie hilft wach zu werden für das, was in einem geschieht. Durch Atemtherapie können sich Verspannungen und Beschwerden lösen. Das führt zu mehr Ruhe und Ausgeglichenheit im Alltag. So wird aus der Atemkraft eine uns begleitende Lebenskraft.[35]

In den folgenden Wochen lerne ich zunächst, mich entspannt hinzusetzen und auf meine Atmung zu achten, ohne diese zu beeinflussen. Danach wird diese mit vorgezeigten Übungen sorgsam gefördert. Das Ziel ist, dass sich mein Körper zunehmend ins Lot aufrichtet und die Schultern in ihre naturgemässe Position finden. In meinen Gedanken schicke ich den Atem in die verschiedenen Körperteile, was zu einer wohltuenden Entspannung führt.

Nach etwa einem halben Jahr stellt die Therapeutin fest: *«Nun stehen Sie das erste Mal ganz aufrecht da.»* Ich spüre es deutlich und es wird mir bewusst, wie sehr meine Körperhaltung geschädigt war.

16. Dezember 2015

«Hinter den Wolken das Licht»

Eine befreundete Person schenkt mir ein kleines Buch von Antje Sabine Naegeli.[36] Sie hat ein Lesezeichen bei Worten hineingelegt, die sie mir besonders widmet. «Ich lasse dich ein, Müdigkeit. Nie-

---

35 Mehr dazu auf der Homepage der Therapeutin Irmgard Haupt: www.atemtherapie-haupt.ch

36 Antje Sabine Naegeli: Hinter den Wolken das Licht. Eschbach–Verlag

mand kann nur stark sein. Ich muss es auch nicht. Ich lasse dich ein, Erschöpfung. Ich verlange mir nichts ab, was jetzt zu viel und zu schwer für mich ist. Ich gebe nach.»

Sie ahnt wohl, wie sehr diese Worte zu mir passen auf meiner Suche nach einer Antwort zur Frage: Soll ich mich ganz krankschreiben lassen oder nicht?

Auch weitere Worte von Antje Sabine Naegeli sprechen mich an. Ich spüre, dass diese Frau eine reiche Erfahrung aus ihrer Praxis als Psychotherapeutin hat.

«Es ist dein Recht, deine Grenzen zu achten und dazu zu stehen, dass du Raum brauchst, um neue Kraft zu schöpfen. Vielleicht hast du die Neigung, im Übermass zu fragen, was andere von dir erwarten. Jetzt geht es um dich.»

Seit meiner Kindheit fühle ich mich verpflichtet, niemanden zu enttäuschen. Ich versuche es allen recht zu machen und finde dafür oft wenig Wertschätzung. Nein sagen fällt mir schwer.

«Ins Gespräch kommen mit deiner Müdigkeit, das wäre gut. Sie hätte dir manches zu sagen. Ich hoffe, du findest einen Ort, der dir wohltut, einen Ort, wo du in Resonanz kommst mit dem Wohltuenden, mit guten Kräften. Einen Ort wünsche ich dir, der die Unruhe in dir abklingen lässt, wo du sein kannst ohne etwas zu sollen oder zu müssen.»

Nun habe ich diesen Ort gefunden. Aus der Distanz kann ich so manches aufarbeiten.

«Neue Kraft kommt nicht von heute auf morgen. Auch die Erschöpfung ist nicht über Nacht gekommen, sondern hat sich unmerklich ausgebreitet. Gib dir Zeit.»

«Hart und herrlich – nachdenken im Leiden»

Ich lese auch ein Buch von Hans-Rudolf Bachmann, einem Pfarrkollegen, der seit seiner Pensionierung in demselben Haus lebt, in dem ich nun regelmässig zu Gast bin. Er hatte bereits in seinen jüngeren Jahren eine längere Zeit mit einer schweren depressiven Erkrankung erlebt.

«Gewissenhaft warst du schon früher und hast dir Vorwürfe gemacht, wo andere mit Leichtigkeit darüber hinweggehen konnten. Zurzeit braucht es nur einen feinen Unterton in den Worten deiner Freunde und du nimmst alle Schuld auf dich. Wenn ein Konflikt in deiner Umgebung schwelt, bist du es, der sich dafür verantwortlich fühlt.»[37]

Diese Empfindlichkeit steckt tief in mir und die damit verbundene fehlende Unterscheidung: Was ist mein Problem? Und was ist das Problem des anderen oder anderer?

«Was habe ich nur falsch gemacht, dass ich hier bin? Was kann ich nur tun, um möglichst schnell von hier wegzukommen?»

Diese Fragen führen in eine Sackgasse. Es ist nicht möglich, alles immer richtig zu machen, damit sich keine Depression entwickelt. Der Weg, den ich nun gehe, ist ein Weg, auf dem ich vieles lernen kann.

---

37 Hans-Rudolf Bachmann: Hart und herrlich – Nachdenken im Leiden. Verlag Scesaplana, Seewis 2002

«Neue Kraft kommt
nicht von heute
auf morgen. Auch
die Erschöpfung
ist nicht über
Nacht gekommen,
sondern hat
sich unmerklich
ausgebreitet.
Gib dir Zeit.»

17. Dezember 2015

Seelsorge

Ich bin sehr dankbar, dass Hans-Rudolf Bachmann bereit ist, mich über eine längere Zeit zu begleiten. Seine ruhige Art und seine Lebensweisheit tun mir gut.

Ich kann ihm zunächst die Situation schildern, wie es zur Diagnose meiner Depression kam und was therapeutisch läuft.

Das Gespräch fordert mich körperlich. Ich verkrampfe mich im Lauf des Gesprächs zunehmend, als ich über schwierige Erfahrungen zu sprechen beginne. Die Atmung wird oberflächlich und das Unbehagen im Bauch meldet sich deutlich wahrnehmbar. Es liegt so viel auf mir, was sich in den vergangenen Jahren angesammelt hat. Auch viel Frustration hat sich angestaut.

Hans-Rudolf ist es wichtig, dass ich aus der Rolle des Opfers, die bei mir entstanden ist, aussteigen kann. Ich kann nun lernen, meine Grenzen zu akzeptieren und Nein zu sagen gegenüber Ansprüchen, die an mich gestellt werden und nicht berechtigt sind.

Das «Warum?» beschäftigt mich. Warum müssen auch Christen leidvolle Wege gehen? Mein Seelsorger schreibt dazu:

«Gott könnte sie doch davor bewahren. Er kann doch heilen. – Da ist meine Antwort jeweils kurz: Warum sollen Christen keine solche Wege gehen müssen? Ich bin der Überzeugung, dass Gott immer wieder Christen durch schwere Lebenssituationen gehen lässt. Denn er will auch im Wohngebiet der Leidenden seine Zeugen haben. Damit ihre Worte verstanden werden und auch überzeugend wirken können, müssen sie teilhaben am Schmerzvollen der Schmerzen, an der Härte des Harten, am Angewiesensein der Angewiesenen, an der Trauer der Trauernden, an der Verzweiflung der Verzweifelten.»

Auch ein Zitat vom Geigenbauer und Autor Martin Schleske spricht mich an:

«Je älter man wird, desto notwendiger wird die geistliche Aufgabe sein, die Beziehung zu meinen Schmerzen zu klären. ... Wäre mein Körper ‹grenzenlos› und ohne Schmerzen – ich würde mich und meine Zeit ausnutzen. Ausbeuten! Ist mein Rückenschmerz nicht ein Signal dafür, behutsamer zu sein, mich zurückzunehmen, auf mich zu achten? Lade ich mir mit den angeblichen Sachzwängen nicht zu viel auf und merke die Belastung erst an den Schmerzen? Will ich weitermachen wie gehabt und Gott als einen Heilungsdiener befehligen, der die Symptome verschwinden lässt, mich und alles Falsche ansonsten aber ganz beim Alten lässt?»[38]

25. Dezember 2015

Der Körper lügt nicht

«Der Körper lügt nicht.» Diesen Satz hat die Ärztin vorgestern erneut zu mir gesagt. Sie ermutigt mich, wahrzunehmen, was leibhaft in mir geschieht: den Schmerzen und Verspannungen, die in mir sind, nachzugehen. Ich darf lernen, diese Signale frühzeitig zu beachten, Spannungen zu lösen und sorgfältiger mit meinem Leib umzugehen, der mir sagen will: Trag Sorge zu dir!

---

38 Martin Schleske: Der Klang – Vom unerhörten Sinn des Lebens. Kösel Verlag 2014

7. Januar 2016

Zulassen, was ist

Im Laufe dieses Morgens spüre ich, wie das Depressive nach wie vor in mir sitzt. Alles sträubt sich in mir, es anzunehmen. Ich möchte es mit geschickten Techniken endlich von mir abschütteln können.

Die Atemtherapeutin meinte gestern, dass ich ohne Bewertung wahrnehmen soll, was in meinem Körper geschieht. Es ist einfach da. Und es darf sein.

12. Januar 2016

Berührt werden

Ich bin aus meinem Zimmer im Gästehaus noch ins Foyer gegangen, habe mir einen Espresso besorgt und mich bequem hingesetzt. Einfach nur da sein tut so gut.

Ich sehe draussen einen kleinen Vogel wegfliegen und nehme das wechselhafte Wetter wahr: Der Regen, plötzlich einige Sonnenstrahlen, den Wind und dann wird es still. Auch in mir ist Ruhe. Es atmet in mir so wohltuend. Ich erspüre den Boden unter meinen Füssen, die Lehne am Rücken und die Sitzknochen auf dem Stuhl. Die Hände sind entspannt und werden wärmer, sodass sich die Adern zeigen. Auch das ist eine therapeutische Erfahrung.

«Du stellst meine Füsse auf weiten Raum.»

Psalm 31,9

14. Januar 2106

Die Unruhe in mir

Bei mir selbst zu Hause sein

Immer wieder meldet sich Unruhe in mir und ich erlebe mich getrieben. Wenn ich einige Übungen mache, die ich in der Atemtherapie kennengelernt habe, erlebe ich buchstäblich, was in einem Psalmvers steht: *«Du stellst meine Füsse auf weiten Raum»* (Psalm 31,9).

In Stresssituationen verliere ich die Beziehung zu mir und meinem Körper. Zu lange habe ich mein Leben kopfgesteuert. Die Emotionen blieben draussen. Früher wurde mir gesagt, ein Christ sollte sich nicht von seinen Gefühlen leiten lassen. Gefühle sind fragwürdig. Sind sie sogar gefährlich?

Unterdessen weiss ich, dass ich zu wenig auf mein Bauchgefühl geachtet und dafür einen ziemlich hohen Preis bezahlt habe. Der Mensch besteht nicht aus dem Kopf und dem Geist allein. Er hat einen Körper mit seiner eigenen Sprache.

Es tröstet mich, dass es anderen auch so ergeht. Ich lese gerade ein Buch von Peter Höhn. Er schreibt von der Annahme seiner selbst:

«..., dass ich mein äusseres Haus annehme, meinen Körper mit all seinen Erkern, Türmchen, Ecken, Kanten und Lücken, mit seinen Schönheiten, Schlichtheiten und Schwachheiten. Dass ich mich mit meinem inneren Haus anfreunde, mit der Art, wie meine Seele und mein Geist geschaffen sind, wie ich als Persönlichkeit mit meinen Vorlieben und Neigungen verstrickt bin, wie ich denke, fühle und ticke.

Der zweite Schritt auf dem Weg, bei mir selbst zu Hause zu sein: dass ich mich traue, Jesus in meinem eigenen Haus zu empfangen, ihn zu mir nach Hause in mein ‹Sosein› einzuladen.»[39]

Es ist ein starkes Bild, das Leben mit einem Haus zu vergleichen, das sehr verschiedene Räume hat mit je zu ihnen passenden Einrichtungen.

Ich bin ich auf dem Weg, mein Lebenshaus besser zu entdecken, zu entrümpeln und neu einzurichten, damit es mir darin wohl sein kann. Die Körpertherapie ist ein Teil davon. Damit verbunden ist ein besserer Zugang zu meinen Emotionen.

Manchmal überschwemmen mich negative Gefühle und ich reagiere überempfindlich. Dann beginne ich zu rationalisieren und ich versuche, diese Empfindungen so aufzulösen. Das ist nicht der richtige Weg.

---

39 Peter Höhn: Glauben mit Herz – Leben mit Sinn
Aus der Freundschaft mit Gott leben. SCM 2012

Mit Einschränkung leben lernen

1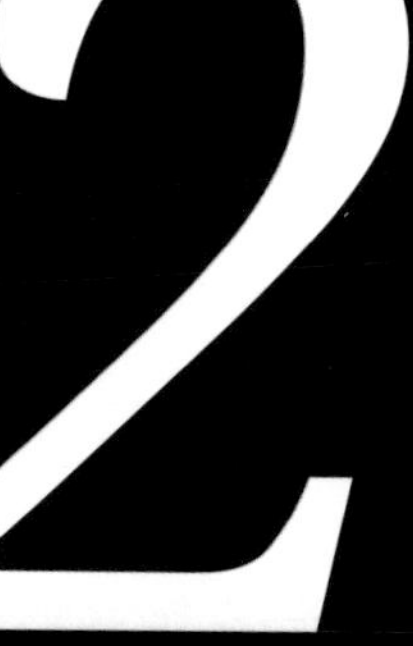

Schon in einer der ersten Begegnungen spricht mich mein Seelsorger auf das an, was er selbst erlebt hat und erkennen musste.

Das Ziel ist nicht, den Zustand wie zuvor zu erreichen, als ich in vollen Kräften ohne Anzeichen einer beginnenden Depression war. Ich werde damit leben müssen, mit kleinerer Kraft meinen Weg weiterzugehen. Das bedeutet eine Reduktion im Blick auf mein Arbeitspensum. So bleibt genügend Freiraum um zu pflegen, was mir guttut.

Ich schlucke zunächst. Ich will doch wieder völlig gesund werden ohne jeden Anteil einer Depression.

Auch meine Psychotherapeutin unterstützt die Sicht meines Seelsorgers. Überhaupt bremst sie mich, hält mich zurück und will mich nicht so rasch in eine Teilarbeitsfähigkeit entlassen. Nach der ersten therapeutischen Phase bin ich bald wieder im Zustand wie zuvor gelandet. Man kann mich mit einem Auto vergleichen, das nur wenig aufgetankt ist. Ich fahre dann aber voll los und vergesse, dass ich so nicht weit kommen werde.

Im Kopf leuchtet es mir ein. Doch ich kämpfe um das Einverständnis, mit einer Begrenzung leben zu müssen. Oder lerne ich, es anders zu sehen? Ich darf meine Begrenzung annehmen. Ich muss nicht mit Volldampf vorwärtspreschen. Weniger genügt und ist mehr im Blick auf meine Lebensqualität.

In den Gesprächen ist immer wieder meine Arbeitssituation im Blickfeld. Da sind dringend Massnahmen nötig, die nicht nur mich, sondern auch meinen Arbeitgeber betreffen. Konflikte müssen aktiv angepackt und meine Rückkehr so vorbereitet werden, dass es zu einem realistischen Neustart kommen kann.

Ich nenne es «Pfarramt 2.0». Wie kann ich es ohne allzu grosse finanzielle Einschränkungen umsetzen? Auch da muss ich eine Beschränkung akzeptieren. Ist mein Arbeitgeber zu einer Anstellung zu 80% bereit? Kann ich durch eine andere Person ergänzt werden? Wie soll die künftige Zusammensetzung des Teams der Angestellten aussehen? Was will sich die Gemeinde leisten?

Das wird zum Thema einer professionellen Gemeindeberatung, die meine Rückkehr unter geklärten Umständen möglich macht. Es wird allerdings lange dauern, bis alles entschieden ist und es zu einer Neubesetzung des Teams kommt.

Zunächst steht eine persönliche Herausforderung bevor. Ich war zu lange ein «Hans Dampf in allen Gassen». Was will und kann ich künftig übernehmen?

27. Januar 2016

Acht Schritte, wie der eigene Wille gestärkt werden kann[40]

- Nimm deinen Willen als Geschenk und das dir anvertraute Gut aus Gottes Hand an.
- Erkenne den Hauptstrom deiner Berufung. Was sind denn deine Stärken? Was ist dein Stil? Wo bist du «original» vor Gott?
- Setze dich dort ein, wo du spürst: Das will und kann ich. Investiere da und weite dieses Gebiet allmählich aus.
- Gewöhne dir eine klare Ausdrucksweise an. Sage Ja, wo du Ja meinst, und Nein, wo du Nein meinst.
- Erkenne, wo du ausweichst. Schaffe Klarheit und führe eine Entscheidung herbei.
- Werde dir über die Konsequenzen deiner Entscheidungen klar. Entscheiden heisst immer, zu wählen und zu verzichten.
- Prüfe bei einer Entscheidung deine Überzeugung: Will ich das von innen heraus? Aus welchen Motiven sage ich Ja oder Nein?
- Nimm dir bei Anfragen Bedenkzeit. Kläre, was genau dein Beitrag sein soll und finde eine Entscheidung, indem du die Anfrage mit Gott und deiner nächsten Bezugsperson besprichst.

---

40 Zusammenfassung aus: Peter Höhn: Glauben mit Herz – Leben mit Sinn. Aus der Freundschaft mit Gott leben. SCM 2012

17. Februar 2016

Auf mein Mass achten und es dann auch beachten

Ich erlebe mich immer noch labil. Meine Stimmungsschwankungen sind kleiner geworden und die Rückfälle sind weniger stark. Doch das Reservoir meiner Kraft ist bescheiden. Ich bin nur eingeschränkt arbeitsfähig.

Wie gehe ich damit um, wenn ich mit Anliegen konfrontiert werde, die mir nicht guttun? Und wie mit meiner Ungeduld, endlich die akute Phase überwunden zu haben? Wie mit dem Druck, zeigen zu müssen, dass ich gut therapiert werde und den Wiedereinstieg schaffen kann?

Mein Seelsorger gibt mir ein hilfreiches Bild zum Bedenken. Ich sitze am Ufer eines Flusses. Boote kommen auf mich zu. Die Leute im Boot winken mir zu und laden mich ein einzusteigen. Doch ich winke ab und lasse sie an mir vorbeiziehen.

Die Boote stehen für das, was mich immer wieder beherrschen will: Probleme im Arbeitsumfeld, erlittene Verletzungen, meine Ungeduld und die Angst, es nicht zu schaffen. All diese Dinge sind real. Aber ich gehe nicht weiter auf sie ein. Ich nehme sie wahr, lasse sie vorbeiziehen und steige so nicht auf sie ein. Ich tue das immer wieder, wenn die Probleme neu kommen und mich fesseln wollen.

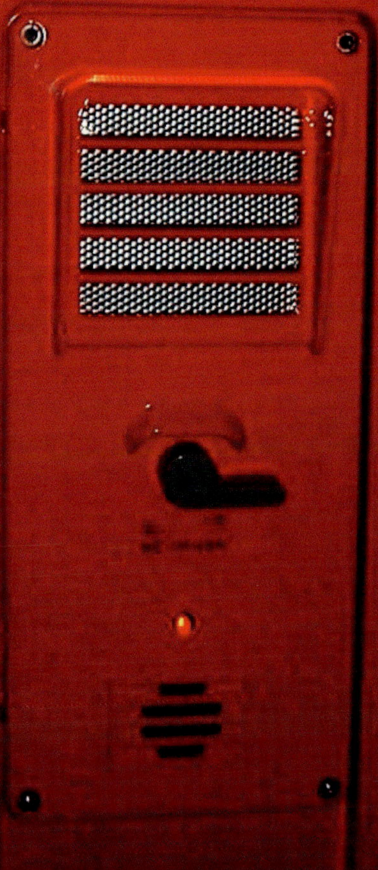
SOS
MUTLOSIGKEIT

Besuch beim Vertrauensarzt der Versicherung

Irgendeinmal musste das Aufgebot der Versicherung meines Arbeitgebers betreffend meines Ausfalls kommen. Ich fahre in meinem labilen Zustand mit der Bahn nach Zürich.

Was will dieser Arzt von mir? Ich nehme mir vor, einfach das zu sagen, was ich tatsächlich sagen kann.

Nachdem ich längere Zeit warten muss, kommt der Facharzt für Psychiatrie und nimmt mich mit in sein Besprechungszimmer. Er ist eine grosse Person und wirkt auf mich gehetzt. Ich muss mich auf einer durchgesessenen Couch in grosser Distanz zu ihm hinsetzen. Er platziert sich hinter einem mächtigen Schreibtisch und thront so vor mir. Ich fühle mich wie ein hilfloser Wurm. Der Arzt will gar nicht viel von mir und mich möglichst bald loswerden. Er stellt einige Fragen und macht einen kurzen Gedächtnistest, der aufzeigt wie eingeschränkt ich bin, wenn ich zehn Begriffe wiederholen muss. Ich schaffe nur einige wenige. Das war's dann schon.

Ich verstehe, dass solche Abklärungen nicht zu den attraktiven Aufgaben eines Arztes gehören. Dennoch hat mir eine gewisse Wärme und ein Interesse an meiner Person gefehlt. Ich würde mir diesen Mann, so wie er mir entgegenkommt, nie als meinen Arzt aussuchen.

24. Februar 2016

Giftschrank und Schatztruhe

Im letzten Gespräch mit meiner Ärztin war meine Frau mit dabei. Nach wie vor bin ich aus fachärztlicher Sicht gut unterwegs.

Es gelingt mir, meine warnenden Körpersignale wahrzunehmen und ihnen allmählich sinnvoll zu begegnen. Die mich entlastenden Übungen aus der Atemtherapie automatisieren sich. Wie das Zähneputzen gehören nun kurze Momente zu mir, in denen ich in guter Haltung dastehe oder mich hinsetze und auf meine Atmung achte.

Im Gespräch mit der Ärztin erwähne ich den «Giftschrank», der mir nach wie vor begegnet. Er hat eine weit geöffnete Tür, sodass es eine bewusste Anstrengung braucht, nicht hinzugehen und das Gift unbenutzt stehen zu lassen. Im Schrank liegen tiefverankerte Verhaltensmuster, toxische Situationen und Gedanken. Es sind die gegenwärtigen Konflikte im Arbeitsbereich, meine Tendenz, sie lösen zu müssen, obwohl ich dafür nicht zuständig bin und mein mangelndes Selbstwertgefühl. Sie üben eine enorme Anziehung und Macht auf mich aus.

Doch ich kenne auch eine «Schatztruhe». Sie ist reich gefüllt mit Erlebnissen, Worten, Bildern, Einsichten und guten Übungen, die sich in den letzten Monaten angesammelt haben. Diesen Schatz gilt es zu pflegen. Im Unterschied zum Giftschrank ist die Schatztruhe jedoch nicht weit offen. Sie ist zwar nicht verschlossen, aber ich muss den Deckel heben und hineinsehen, was für mich da ist und was ich aktuell gut gebrauchen kann. Es sind meine Familie und einige Freunde, die immer wieder nach meinem Ergehen fragen und sehr viele wunderbare Erlebnisse in meiner grossen Leidenschaft, reisen zu können. Und mein Glaube, der mich nach wie vor hält und trägt.

Laudato si für das Licht
Die Strahlen der Sonne
Die Klarheit des Himmels
Die frische Luft

Laudato si für das
Vogelgezwitscher
Laudato si für das Glas Wasser,
das mich stärkt
Laudato si für alle Geschöpfe
Menschen und Tiere
Laudato si für Gottes Geist
Er ist in meiner Schwachheit
mächtig

Lob sei dir für das Wunder der
Inspiration
Lob sei dir für den Odem, den du
in mich gelegt hast
Deine Lebenskraft
Es tut so gut ihm nachzuspüren

Passionszeit 2016

Das Negative übt eine grosse Macht über mich aus. Wie kann ich dem entgegensteuern? Ich versuche es mit einem «Tagebuch der Dankbarkeit». Hier einige wenige Einblicke:

«Es chonnt guet» – schreibt mir ein Gemeindeglied in einer Mail. Immer wieder fragt sie nach, wie es mir ergeht, ermutigt mich und gibt mir gute Worte weiter.

Am Perron treffe ich einen Mann, der aus dem Irak geflüchtet, und unterdessen gut integriert ist. Seine Sprachkenntnisse und seine Erfahrung helfen uns, die Flüchtlinge, die in unserem Dorf gelandet sind, zu begleiten. Das Dorf, das sich dagegen gewehrt hat, erfährt nun: «Wir schaffen das.»

Ich erhalte eine Mail von der Leitung einer Weiterbildung, die ich demnächst besuchen werde: *«Vielen Dank für deine offenen und ehrlichen Worte, mit denen du uns Anteil gibst an deinem Ergehen, auch an den Begrenzungen, die du respektieren musst und willst. Das ist ein langer, harter, schmerzhafter Weg. Nimm teil, profitiere, sei da, das genügt und kann dir vielleicht etwas geben.»*

Unruhig geschlafen, verspannt erwacht. Doch dann war die Tageslosung erneut eine heilsame Wegmarke:

«Ich bin der Herr, dein Gott, der deine rechte Hand fasst und zu dir spricht: Fürchte dich nicht, ich helfe dir» (Jeremia 41,13).

Ein sehr schwieriger Tag. Starke Nebenwirkungen eines neuen Medikamentes. Wir müssen es absetzen.

Dennoch: Die Teilnehmenden in der Weiterbildung beten für mich. Meine Frau und die Ärztin ermutigen mich, nicht nach

Hause zu fahren. Im Laufe des Tages baut sich das Medikament ab und es geht mir deutlich besser.

Manchmal erlebe ich doch wieder, dass ich gut unterwegs bin. Ich arbeite erneut, wenn auch mit einem geringen Pensum. Aber so oft erlebe ich mich erneut labil und die Angst überfällt mich: Hört das denn nie auf? Ich ertrage es schlecht, wenn viele Leute um mich sind. Oft wird es mir zu viel und ich ziehe mich zurück.

Wie ist das eigentlich mit meinem Medikament? Es heisst doch, dass es eine gute Stütze sein soll, damit ich genesen kann. Nützt das Antidepressivum bei mir? Ich frage bei meiner Ärztin nach. Sie stimmt mir zu. Eigentlich wäre mehr zu erwarten gewesen. Sie hat keine Erfahrungen mit Patienten, die dasselbe Produkt nutzen. Sie rät mir deshalb zu einem Wechsel.

Es wird eine schwierige Geschichte. Das Ausschleichen des alten und das Einschleichen des neuen Medikamentes braucht viel Zeit. Eine Wirkung lässt sich erst nach einigen Wochen erkennen. Das erste neue Medikament zeigt erneut Nebenwirkungen. Es wird mir übel, ich werde unruhig und kann nichts essen und kaum trinken. Das ist gefährlich bei meinem Körpergewicht, das unter dem gesunden Body-Mass-Index liegt. Das dritte Medikament zeigt keine Wirkung, das vierte wieder Nebenwirkungen. Ich werde zunehmend rat- und hoffnungslos. Gehöre ich zu den Patienten, bei denen keine Antidepressiva wirken? Das wäre fatal. Nochmals wechseln wir. Und endlich, endlich – gegen die Sommerferien hin – erlebe ich, dass das neue Produkt wirkt. Ich werde viel ruhiger und stabiler und beginne sichtbar aufzublühen.

Bedingt durch diese Schwierigkeiten muss ich nach dem zweiten Medikament eine bereits gebuchte und lang ersehnte Reise im letzten Moment absagen und lande erneut auf der Notfallstation. Das führt zu einem unangenehmen Flashback an einige bisherige Erlebnisse. Ich bin wieder arbeitsunfähig.

Mein Rat an alle Betroffenen: Sucht das Gespräch mit den behandelnden Fachpersonen. Die Therapie einer mittelschweren und schwereren Depression ist ohne Medikament nicht zu schaffen. Das Medikament ist keine Chemie-Keule, das Wunder wirkt oder mich in meiner Persönlichkeit verändert. Wenn jemand ein Bein gebrochen hat, braucht er eine Krücke und Therapien. Bei einer Depression ist es ebenso. Das ist mühsam. Ein Kollege, der selbst betroffen ist, sagt zu mir: *«Eine Depression ist eine Scheiss-Krankheit.»* Ich kann es auch nicht anders sagen.

11. April 2016

Trost

Ein Gemeindeglied schreibt: *«Am letzten Sonntag habe ich aber doch bemerkt, dass du wieder anders auftrittst als noch vor ein paar Monaten. Deine Stimme war sicher, dein Predigen flüssig, ehrlich und persönlich – eine gute und nahrhafte Brotschnitte, so wie ich deine Predigten schätze. Du bist ein Stück Weg gegangen, der schmerzhaft ist, der aber auch eine neue Tiefe bei dir erahnen lässt.»*

28. Mai 2016

Klagelied

Schon bald zwei Wochen im Tief. Der Energietank ist leer. Gegen Abend füllt er sich wieder etwas auf. Aber am nächsten Tag ist die Energie weg. Eine gewisse Verzweiflung nagt an mir. Ich komme nicht aus dem Loch heraus. Trotzdem will ich den Aufblick üben, vor Gott hoffen, dass ich wieder ans Tageslicht komme. Das lasse ich mir nicht nehmen.

«Der Herr hat seinen Engeln befohlen, dich zu behüten auf allen deinen Wegen, auf dass du auf keinen Stein stössest.» So heisst es in Psalm 91. Aber bitte sehr: Wie steht es bei mir? Stosse ich nicht ständig an Steine? Meine Stellvertretung hat eine Absenz erlebt und kann wohl länger keine Dienste bei uns tun. Ein Gemeindeglied ist an ihrer Krebskrankheit verstorben, viel zu früh. Eine andere Person sah nicht mehr weiter und schied aus dem Leben. Niemand wusste, wie sie litt.

Gestern war mein Tank so leer, dass ich nicht an den Oltner Kabarett-Tagen teilnehmen konnte. Ich hatte mich so sehr darauf gefreut und meine Frau auch. Aus meinem Dankbarkeitstagebuch wird ein Klagebuch.

Die Stunde Atemtherapie tut gut. Im Gespräch mit der Ärztin war meine frühkindliche Traumatisierung das Thema. Dabei kam es zu einer «Parentifizierung»[41]. Und damit zu einer «Agency» als Verhalten. Ich sorge für andere und nehme ihre Last auf mich. Aber wer sorgt für mich?

Wer gut für sich sorgt, ist gut besorgt um andere. Er gibt ihnen Anstösse, die sie aufnehmen können, wenn sie es wollen. Dadurch stärke ich ihre Eigenverantwortlichkeit.

Es geht um einen Paradigmenwechsel: Ich sorge gut für mich und warte nicht, bis andere es vielleicht tun. Die Therapeutin ermutigt mich, mir zuzusprechen: *«Ich bin wichtig, auch dann, wenn ich mich nicht um andere kümmere.»*

29. Mai 2016

Ich schaffe es knapp mit dem Gottesdienst, aber danach ist meine Batterie erbärmlich leer. Es geht nicht ohne ein Beruhigungsmittel.

---

41 Parentifizierung: Der Begriff wird in der Familientherapie häufig verwendet. Wenn Eltern Probleme haben, tun sie sich schwer, selbst Eltern zu sein. Nicht selten erwarten sie von ihrem Kind die Sicherheit, den Halt und die Zuwendung, die sie selbst nicht erfahren. Das Kind spürt diese Erwartung, identifiziert sich damit und «parentifiziert», d.h. es hat das Gefühl, für die Eltern stark sein zu müssen und eigene Wünsche und Bedürfnisse zu unterdrücken. Dieses Verhalten wird als «Agency» bezeichnet.

8. Juni 2016

Zukunftsmusik

«Eines Tages wird der Abgrund hinter dir liegen. Die Hoffnung soll erzählen von der Heimkehr der Freude in dein Haus, von wärmenden Tagen, die Mut wachsen lassen. Lass uns davon träumen, wie es sein wird, wenn die Fessel der Angst sich löst und du aufbrichst in ein Land, das Leben verspricht. Eines Tages wird das Gestern dich nicht mehr gefangen halten und Friede wird einziehen in dein Herz.»[42]

42 Antje Sabine Naegeli: https://www.kirchenkreis-halle.de/andacht/archiv-2020/wort-zum-01-april-2020/

Hört das denn niemals auf?

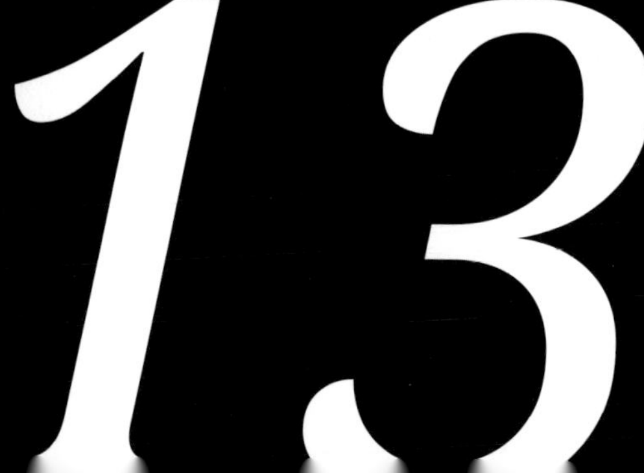

Das Schreiben dieses Buches ist nicht ganz ohne. Erinnerungen werden wach und viele davon sind schwierig. Ich bin dankbar, dass ich unterdessen über eine gewisse Distanz verfüge. Seit fast zwei Jahren bin ich stabil unterwegs, auch wenn ich weiterhin das Antidepressivum zu mir nehme. Die Frage einer Absetzung ist noch offen. Bisher blieb ich vor unangenehmen weiteren Flashbacks bewahrt.[43]

---

43 Siehe Fussnote 3

14. Juni 2016

Das Trauma

Letzte Woche waren wir zweimal sehr nahe dran in der Behandlung – in der Cranio-Sacral-Therapie und bei der Ärztin. Ich erlebe, wie ich danach völlig erschöpft bin. Es fordert mich sehr, mir zu überlegen, wie es mir damals als Kind ergangen war, als ich mit dem Unfalltod meines Bruders konfrontiert wurde. Ich sollte mich in die damalige Lage versetzen. Was hätte ich mir als Kind gewünscht, dass es mir gesagt worden wäre?

Aus diesen Fragestellungen wird mir klar, woher meine Affinität zu den beiden Bibelversen kommt:

«Von hinten und vorn hältst du mich umschlossen und hast deine Hand auf mich gelegt» (Psalm 139,5).

«Ich bin der Herr, dein Gott, der dich an deiner rechten Hand hält und zu dir spricht: Fürchte dich nicht, ich helfe dir» (Jesaja 41,13).

Genau das habe ich vermisst: Zuspruch und körperliche Nähe. Stattdessen wurde meine Mutter bald wieder schwanger und gebar im Alter von fast 42 Jahren meinen jüngeren Bruder, der ihre besondere Zuwendung brauchte. Ich war auf mich allein gestellt.

Die Ärztin ermutigt mich, meine eigenen Bedürfnisse wahrzunehmen und eine gute Selbstfürsorge einzuüben, statt bloss abzuwarten, bis die Umgebung erkennt, was ich brauche beziehungsweise es nicht erkennt.

Wie ergeht es mir, wenn ich das aufschreibe? Ich fühle Trauer und spüre, wie sich mein Körper verspannt. Die Erinnerungen schmerzen.

Was helfen uns
die schweren Sorgen,
was hilft uns
unser Weh und Ach?
Was hilft es,
wenn wir
alle Morgen beseufzen
unser Ungemach?
Wir machen
unser Kreuz und Leid
nur grösser
durch die Traurigkeit.

15. Juni 2016

Sehnsucht nach Heilung

Was ich mir wünsche? Ich formuliere es in einem Gebet,
das mich in nächster Zeit begleiten wird.

Herr Jesus Christus, erbarme dich meiner.
Nimm meine Depression in deine Hände,
löse sie, wandle sie. Ich stelle mich in deine Gunst.

Es gibt zudem ein Lied, das mir zwar wunderschön erscheint,
ich aber gegenwärtig schwer ertrage:

«Wer nur den lieben Gott lässt walten
und hoffet auf ihn allezeit,
den wird er wunderbar erhalten
in aller Not und Traurigkeit.
Wer Gott, dem Allerhöchsten, traut,
der hat auf keinen Sand gebaut.

Was helfen uns die schweren Sorgen,
was hilft uns unser Weh und Ach?
Was hilft es, wenn wir alle Morgen
beseufzen unser Ungemach?
Wir machen unser Kreuz und Leid
nur grösser durch die Traurigkeit.

Man halte nur ein wenig stille
und sei doch in sich selbst vergnügt,
wie unsres Gottes Gnadenwille,
wie sein' Allwissenheit es fügt.
Gott, der uns sich hat auserwählt,
der weiss auch sehr wohl, was uns fehlt.»[44]

Bei diesen Worten rebelliert es in mir. Wird durch frommes Wunschdenken unterdrückt, was nicht sein darf und dennoch ist? Das wäre ein krankhafter Glaube. Ich weiss, dass Traurigkeit und Rebellion meine Situation nicht besser machen. Trotzdem sehne ich mich genau nach diesem Glauben, der sich in Gottes Händen weiss.

17. Juni 2016

Wie wäre es, wenn es anders gewesen wäre? Eine therapeutische Übung

Gestern war erneut der ärztliche Termin. Ich war nicht in guter Verfassung. Es klappt noch nicht mit meiner «Krücke», dem Medikament. Therapeutisch sind wir nahe dran am kindlichen Trauma. Ich spüre, wie die Auseinandersetzung mit meiner Kindheit in der Therapie viel mit mir macht.

Es geht um einen Prozess, in dem ich mich vom Trauma löse und mir vorstelle, wie es anders hätte sein können. Wenn meine Mutter zu mir gesagt hätte:

---

44 Georg Neumark, um 1641 (RG 681)

Gut, dass du da bist. Wir halten zueinander, jetzt erst recht. Du bist wichtig. Geh du den Weg, der dir und deinen Gaben entspricht. Wir freuen uns, dass du das Gymnasium besuchen kannst. Wir freuen uns über dein Engagement in der Jungschar. Du hast dort Freunde, die dir guttun. Wir freuen uns, dass du den Weg des Glaubens gehst, auch wenn er uns fremd ist. Wir freuen uns, dass du Theologie studieren und Pfarrer werden willst. Wir freuen uns über die Frau, die du gefunden hast und wir Grosseltern werden.

So hätte es sein können, aber so war es nicht. In mir ist Bitterkeit. Ich musste alles erkämpfen. Gut, dass ich es getan habe, aber es hat viel Kraft gekostet.

21. Juni 2016

Ich schaffe es nicht

Meine Gedanken drehen sich, und in mir ist es düster. Wie schaffe ich, was ich schaffen sollte? Ich sehe einen riesigen Berg vor mir. Am liebsten möchte ich davor flüchten.

Ich rufe die Ärztin an und bitte um ein unterstützendes Medikament. *«Sie können gerne 1 bis 2 Tabletten Temesta nehmen. Und erhöhen Sie morgen Efexor auf zwei Kapseln.»*

23. Juni 2016

Die Übung mit den drei Räumen

In der Therapie soll ich mich bildhaft in einen Beobachtungsraum setzen und von aussen her betrachten, was es mit mir macht, wenn ich die beiden anderen Räume vor mir sehe. Da ist einerseits der Raum der Angst, der Verzweiflung und der Hoffnungslosigkeit. Ich soll in meinen Gedanken in ihn hineingehen und das, was er mit mir macht, körperlich ausdrücken. Ich spüre, wie sich meine ohnehin verspannte Haltung weiter verspannt. Ich nehme liegend eine Embryohaltung ein und mache mich so zum Kleinkind, das hilflos ausgesetzt und verlassen ist. Es bräuchte jemanden, der zu mir kommt und mich erfahren lässt: Du musst keine Angst haben. Ich bin bei dir.

Das ist das Trauma in mir. Die Therapeutin legt eine Decke auf mich, die mir Wärme und Geborgenheit schenkt.

Nach einer Verschnaufpause soll ich mich in den anderen Raum hineinbegeben. Es ist der Raum der Verheissung, der Zuversicht und der Hoffnung. Wie ist denn das für mich?

Die Ärztin fordert mich auf, immer wieder den Raum der Angst zu verlassen und im Raum der Hoffnung Zuflucht zu suchen.

Es gibt einige hilfreiche Rituale, die sich in meiner Spiritualität in den letzten Monaten entwickelt haben und mir eine gute Struktur geben. Es sind Tagzeitengebete und Psalmworte, die ich mit

Körperübungen verbinde.[45] Auch Texte von Antje Sabine Naegeli und der Podcast der Lichtfeier aus Taizé geben mir viel. Ich habe zudem eine kleine Hauskapelle mit Kerzen und inspirierenden Fotos aus dem Kloster Volkenroda eingerichtet. Auch Atemübungen tun mir gut und das regelmässige Training im Fitnesscenter.

13. Juli 2016

Mein Schattenkind[46]

Ich lese das bekannte Buch von Stefanie Stahl *«Das Kind in dir muss Heimat finden»* und formuliere die negativen Sätze, die meinen Selbstwert geprägt haben:

Ich bin klein
Ich bin nicht wichtig
Ich komme zu kurz
Ich bin falsch
Niemand liebt mich wirklich
Ich bin nicht so gut wie mein älterer Bruder

In Bezug auf meine Mutter sind es diese Sätze:

---

45 Besonders Psalm 31,9 tut mir gut: *«Du stellst meine Füsse auf einen weiten Raum.»* Ich meditiere ihn und stelle mich entsprechend dem Inhalt hin, nehme den Boden wahr, der mich trägt, und stelle mich im Raum so hin, dass mir nichts im Weg sein kann. – Hilfreiche Anregungen finden sich bei Peter Lincoln: Wie der Glaube zum Körper findet. Focusing als spiritueller Übungsweg. Aussaat Verlag 2007

46 Stefanie Stahl: Das Kind in dir muss Heimat finden. Kailash/Sphinx

Ich bin für ihre Laune
verantwortlich
Ich enttäusche sie
Ich muss lieb und artig sein
Ich darf mich nicht wehren
Ich muss mich anpassen
Ich muss es allein schaffen
Ich muss gute Noten nach
Hause bringen
Ich muss
ihre Erwartungen erfüllen
Ich darf
sie nicht verlassen

Meine negativen Glaubenssätze im Allgemeinen sind:

Es wird dir nichts geschenkt im Leben
Die Welt ist ungerecht

Wie habe ich eigentlich meinen Vater erlebt? Er war ständig an der Arbeit im Beruf und zu Hause als Hobbylandwirt. Von ihm erwartet und durchgesetzt wurde die Mithilfe der ganzen Familie. Sein Motto war: Zuerst die Arbeit und dann vielleicht auch etwas Vergnügen. Mein Vater war nicht fähig, Liebe zu zeigen und seine Gefühle auszudrücken. Er hatte in seinem Elternhaus kaum je Liebe erlebt. Es bedrückte ihn, dass er es im Vergleich zu seinen Geschwistern am wenigsten weit gebracht hatte. Sein Stolz war sein Auto und sein Vergnügen darauf gerichtet, gelegentlich Fahrten über viele Alpenpässe unternehmen zu können. Er freute sich über mein Studium, obwohl es für ihn eine sehr fremde Welt war. Was ihm Sorgen bereitete, war mein Glaube an Gott. Seine Befürchtung war, dass ich es damit übertreiben und in eine Sekte geraten könnte. Als ich in eine Wohngemeinschaft mit Jungscharkollegen einziehen wollte, hatte er Angst, sein Sohn sei schwul und reagierte sehr heftig.

Meine Mutter musste ihren eigenen Vater pflegen, bis dieser verstarb. Sie erhielt keine Chance für eine eigene Ausbildung. Im Unterschied zu ihren Geschwistern war sie zum Dienst zu Hause und zur Unterstützung ihrer Geschwister nach der Geburt ihrer Kinder bestimmt. Der Unfalltod des ältesten Kindes hat sie völlig überfordert. Sie war danach auf der ständigen Suche nach liebender Nähe und Verständnis. Meine Rolle war es, sie im Haus und

Garten zu unterstützen und für sie wie eine Tochter zu sein – das, was sie sich bei meiner Geburt gewünscht hatte.[47]

Aus dieser Umklammerung haben sich bei mir Überlebensstrategien im Blick auf meine Eltern entwickelt: Ich erkämpfte mir andauernd Freiräume und wurde dadurch als «schwarzes Schaf» der Familie bezeichnet. Ich versuchte, mich durch Leistung zu beweisen und trotzdem ein guter Sohn zu sein, was mir nicht gelang. Die Folge davon spüre ich bis heute: In mir lebt ein ungesättigtes Kind und damit das ständige Gefühl, nicht ernst genommen zu werden, und damit verbunden eine tiefe Trauer.

---

47 Das ist eine schwierige Geschichte. Zufälligerweise bin ich vor einigen Jahren der Hebamme begegnet, die bei meiner Geburt zu Hause anwesend war. Meine Mutter hat ihre Enttäuschung, dass ein Junge geboren wurde, damals offen ausgesprochen. Mir wurde damit vieles klar, was das mit mir gemacht hat. Infolgedessen habe ich mir sehr bewusst einen Bart wachsen lassen.

Endlich vorwärts

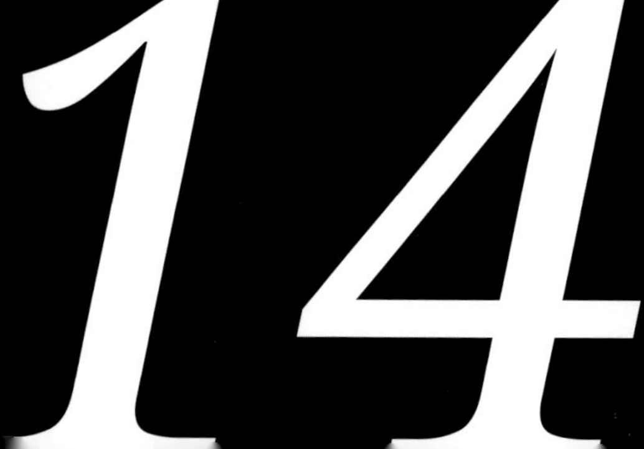

18. Juli 2016

Unglaublich dankbar

Seit Monaten bete ich um Fortschritte und um eine Heilung meiner Depression. Das Antidepressivum wirkt nun deutlich wahrnehmbar. Eine neue Lebensfreude erwacht. Das unangenehme Gefühl am Morgen meldet sich nicht mehr. Die Schultern sind entspannter geworden und im Kopf ist es heiter. Auch der Appetit beim Frühstück ist zurück.

Heute bin ich das erste Mal seit vielen Monaten auf mein Mountainbike gestiegen. Beglückt komme ich zurück und könnte die Welt umarmen. Nach dieser Lebensqualität habe ich mich so lange gesehnt.

Innerlich weiss ich, dass die langen und schweren Monate für etwas gut sein mussten.

Ich lese gerade das Buch «Rolle vorwärts» von Samuel Koch.[48] Im Schlussteil schreibt er über seine Glaubenserfahrung:

«So wie einen Trainer erlebe ich Gott: Er führt, er greift ein, er gibt Impulse, er bremst, er lenkt, er schützt – wenn man ihn lässt; immer mit dem Ziel, dass ich mich weiterentwickle und es schaffe. Er motiviert, fiebert mit, er sieht zu, er hört zu, er will das Beste, den Sieg, und wenn man scheitert, ist er der Erste, der tröstet. Der Glaube hat sich für mich in manchen Dingen relativiert und in anderen intensiviert. Schien die Beziehung zu Gott früher ein bisschen wie das Sahnehäubchen auf der Torte meines sonnigen Lebens, so ist er heute eher die Teigmasse und damit überlebenswichtig für mich geworden.»

---

48 Samuel Koch/Titus Müller: Rolle vorwärts. Adeo Verlag 2015

Sahnehäubchen war für mich der Glaube nie. Er ist mir in der Pubertät zu einer befreienden und heilsamen Erfahrung geworden. Er hat meine Selbstannahme gefördert und gute Freundschaften ermöglicht. Ich lernte, meinen eigenen Weg zu gehen, auch im Widerstand zu meinen Eltern und ihren Erwartungen. Mein Glaube ist das grosse Dennoch gegenüber dem Trauma meiner Kindheit.

Ich wünsche mir, dass mein Trauma das wird, was es ursprünglich war: schwierige Kindheit und heute bewältigte Vergangenheit. Ich bin ihm er-wachsen, dem Unheil ent-wachsen.

25. Juli 2016

Wie sich das Leben trotzdem entfaltet

Letzte Woche ist mir auf einer Wanderung ein grosser Baum mit einer für mich erstaunlichen Fähigkeit begegnet. Im Wurzelbereich mittendrin an der Stelle, an der sich der Stamm entwickelt, liegt ein grosser Steinbrocken. Trotzdem konnte eine mächtige Tanne entstehen.

Es wird mir zum Gleichnis. Auch bei mir gibt es einen grossen Brocken im Wurzelbereich, um den sich mein späteres Leben entfaltet hat.

Erinnerungsalbum

Neben dem Giftschrank mit schwierigen Dingen existiert in meinem Leben eine grosse Schatzkiste mit positiven Erfahrungen. Der indische Theologe Anthony de Mello empfiehlt, sich von Zeit zu Zeit in das eigene «Erinnerungsalbum» zu vertiefen.

Die frohen
Lebensereignisse
liegen wie eine
verborgene
Schatzkammer
in uns.

«Die frohen Lebensereignisse liegen wie eine verborgene Schatzkammer in uns. Jederzeit können wir eintreten und die Schätze hervorholen. Es lohnt sich, Zeit und Musse mitzubringen: ‹Kehre zu einem Augenblick zurück, in dem du Freude empfunden hast. Wie kam die Freude zustande? Durch eine gute Nachricht? Erlebe den Augenblick nach und spüre, was du damals gefühlt hast von Neuem. Verweile in diesem Augenblick, solange du kannst.› Diese Augenblicke, in denen wir Liebe und Freude erfahren haben, gehören zu den wertvollsten Übungen für die Entwicklung unserer Gesundheit.»[49]

Ich erinnere mich, wie wir als Ehepaar zusammen mit unserer Tochter Tabitha in San Francisco Fahrräder mieteten, um der Küste entlang zur Golden-Gate-Brücke zu fahren und diese zu queren. Es war die Erfüllung einer meiner Lebensträume. Es gibt ganz viele andere unvergessliche beglückende Erlebnisse in meiner Schatzkiste.

Wenn der Glaube in der Wüste landet

Tamara Hinz beschreibt für mich sehr berührend ihre Erfahrung während einer langen Zeit der Wüste in ihrem Leben.[50]

«Aber gerade diese Zeit ist mir rückblickend so wertvoll, weil ich in dieser Phase sehr bewusst und reflektiert geglaubt, gedacht und gefühlt habe. Die Dürreperiode hat eine aussergewöhnliche Klarheit, geistliche Stärke und Widerstandskraft hervorgebracht.

---

49 https://www.ojc.de/brennpunkt-seelsorge/2015/freude-glueck-glauben-gott/freudenquelle-freudenbiografie/

50 Zeitschrift «aufatmen» 3/2015

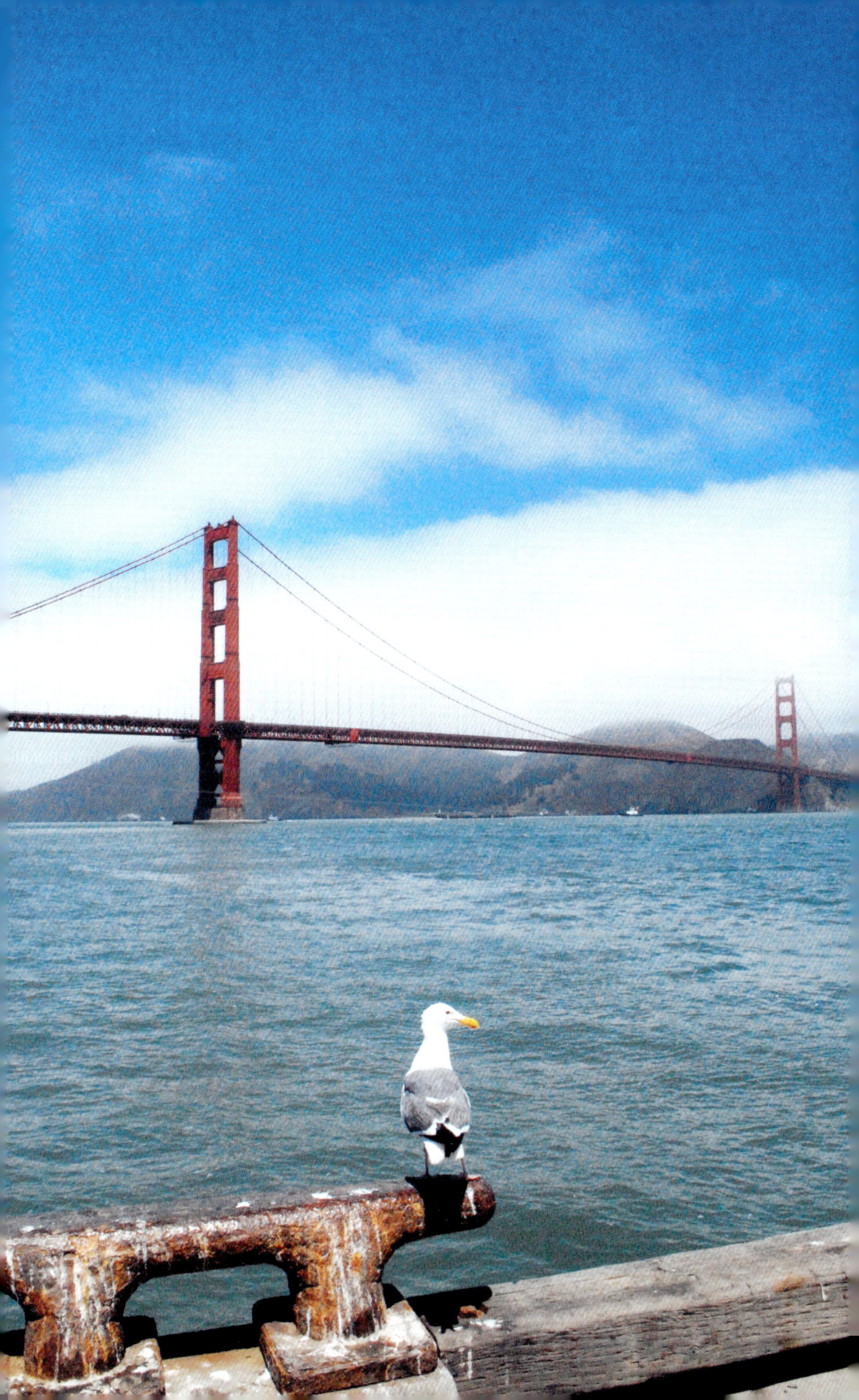

Jede noch so kleine Wahrnehmung, jeden noch so kleinen Lernprozess in dieser Zeit habe ich abgespeichert und, damals eher unbewusst, für mein Leben und meinen Glauben ausgewertet. Schritt für Schritt habe ich mich durch das Dickicht gekämpft, Trampelpfade angelegt, musste umdrehen, weil es nicht weiterging, bin gefallen, hab mich wieder aufgerappelt – so lang, bis sich das dunkle, unwegsame Gehölz wieder lichtete. Und diese von mir gelegten Pfade haben sich bewährt und dienen mir bis heute als Ausweg, wenn es in meinem Leben mal wieder eng wird.»

Sie beschreibt die Zeit, in der auch sie auf eine rasche Heilung gehofft hat:

«Aber manchmal passiert das dahin Unvorstellbare: Gott handelt nicht. Die Entlastung, die Befreiung, die Heilung und das Wunder geschehen nicht. Wir fühlen uns hängen gelassen und sind unglaublich enttäuscht. Wie kann Gott uns das antun! ... Eigenartigerweise haben mich meine Enttäuschung und meine Wut über sein Nichteingreifen nicht von Gott entfernt, sondern eher zu ihm hingetrieben. ...

Auf einmal war aller Kampfgeist in mir erloschen. Ich rollte mich innerlich zusammen und war nur noch – nicht mehr. Ich fühlte nur noch mich – und den Schmerz. In dieser Situation fiel mir ein Satz ein, den meine Hebamme bei der Geburt unserer Kinder immer wieder gesagt hat: ‹Atmen Sie tief in den Schmerz hinein.› Wenn die Wehen heranrollten und meinen Körper mit bis dahin nie gekannten Schmerzen peinigten, war die Anweisung, ‹tief in den Schmerz hineinzuatmen› das Einzige, was wenigstens etwas geholfen hat. ‹Bekämpfe den Schmerz nicht, sondern gehe ihm entgegen, lehne ihn nicht ab und arbeite mit ihm zusammen! Sage Ja und nicht Nein! Denn das Gegen-den-Schmerz-Arbeiten raubt zusätzlich Kraft.› ...

Irgendwann gesellten sich zu dem Atmen noch Bibelverse hinzu. … Psalm 130,6–7 war so ein Vers: ‹Meine Seele wartet auf den Herrn mehr als der Wächter auf den Morgen. Mehr als der Wächter auf den Morgen soll Israel harren auf den Herrn.› … Das Meditieren dieser Bibelverse war reine Überlebensstrategie.»

Wie zutreffend ist das für mich!

«Wenn's hart auf hart geht, wenn alle frommen Spielerein wegfallen und es wirklich um etwas geht – dann trägt der Glaube.

Und mit dem ‹In-den-Schmerz-Hineinatmen›, dem sturen Bibelverserezitieren und den damit verbundenen Erfahrungen wurde ich so nach und nach wirklich still und begann ganz zögerlich, Ja zu sagen und anzunehmen. … Das war kein dunkles, sondern ein sehr helles Gefühl. Und schon bald regte sich mein Lebenswille wieder. …

Die Krise hatte mich gezwungen, mir aber auch die Erlaubnis gegeben, weniger für andere zu funktionieren, sehr reduziert zu leben und dafür mehr Ausschau zu halten, was Gott eigentlich mit mir wollte. Das galt es nun in die Normalität hinüberzuretten und dort umzusetzen. Es war harte Arbeit! … Ich war nicht mehr die Alte, sondern ich hatte in der Tiefe der Krise neue, zu mir passende Wege entdeckt. Aber das musste ich mir selbst und den anderen erst einmal beibringen und mit vielen kleinen Schritten Neues einüben.»

27. Juli 2016

Dämpfer

Die letzten Tage waren geprägt durch die Erfahrung, wie es kräftig mit mir vorwärtsgeht. Ich erlebe mich voller Vitalität und Dankbarkeit.

Doch gestern kam ein Dämpfer. Ich freue mich während meiner Ferien auf einen Ausflug ins Vinschgau und Münstertal, doch kurz vor Mals packt mich eine grosse Müdigkeit und Kraftlosigkeit. Auf meiner Brust fühle ich einen starken Druck über dem Herzen. Ich lasse mir in einer Apotheke den Blutdruck messen. Er ist hoch und es wird mir geraten, einen Arzt aufzusuchen. Dieser gibt mir einen Blutdrucksenker. Danach fahren wir zurück in unsere Ferienwohnung, damit ich mich dort erholen kann. Meine Frau tut mir einmal mehr leid.

Habe ich mir in diesen Tagen zu viel zugemutet? Ich war in einem euphorischen Zustand und habe mir drei Bike-Touren zugetraut, nachdem ich zuvor fast nie auf mein geliebtes Fahrrad gestiegen bin.

Die gestrige Krise war eine Mahnung zu sorgfältigerem Umgang mit meinen Kräften. Ich habe wieder einmal vergessen, was mir mein Seelsorger zu Beginn seiner Beratung in aller Deutlichkeit gesagt hat: *«Du wirst mit reduzierten Kräften leben lernen müssen.»* Immer noch beachte ich nicht mein gutes Mass.

11. August 2016

Mein Sonnenkind

Endlich formuliere ich meine hilfreichen Ressourcen in Anlehnung an das Buch von Stefanie Stahl.[51]

- Spiritualität
- Intakte Beziehung
- Keine materiellen Sorgen
- Zeit in Gottes Schöpfung
- Musik
- Bücher
- Reisen
- Bewegung

20. August 2016

Wichtig für meinen zukünftigen Weg ist, stärker in der Gegenwart leben zu lernen. Sie ist ein Geschenk Gottes und meine jeweilige Chance. Jeder Tag will bewusst gelebt und nicht bloss verlebt werden. Gestern war gestern. Morgen ist morgen.

---

51 Stefanie Stahl: Das Kind in dir muss Heimat finden. Kailash/Sphinx

Im ersten Buch, das ich verfasst habe, begegnet mir diese Herausforderung in den Fragen, die Lenny Kravitz im Song *«What did I do with my life»* an sich stellt.

Was habe ich mit meinem Leben gemacht

Habe ich mich dem Schlachtfeld gestellt?
Habe ich getan, was ich für richtig hielt?
Habe ich alles getan, was ich tun konnte?
Habe ich mich gut geschlagen?

Habe ich alle geliebt, die ich sollte?
Wirklich jeden in meinem Umfeld?
Was habe ich aus meinem Leben gemacht?

Habe ich mich bemüht zu geben
Und zu vergeben mit aller Kraft?
Habe ich meine Freiheit geehrt?
Habe ich im Licht gelebt?

Habe ich meine guten Momente genossen?
Habe ich einen genug grossen Bissen
genommen?
Was habe ich mit meinem Leben gemacht?

Du kannst so leben, wie du willst
Alles, was du kannst, ist zu tanzen
Du kannst alles erreichen,
was du dir vorgestellt hast

Du musst die Chance nur nutzen
Du kannst dich in dein Leben verlieben
Das ist echte Romantik

Was habe ich mit meinem Leben gemacht?
Habe ich gelernt, was ich lernen wollte?
Habe ich mit meinem Herz gehört?
Habe ich getan, was ich wirklich wollte?
Wie habe ich meinen Part gespielt?
Habe ich all die Schönheit um mich gesehen?
Leben ist eine Kunst
Was habe ich mit meinem Leben gemacht?

Was habe ich gemacht?
Sage es dir noch einmal:
Was habe ich mit meinem Leben gemacht?

Im Kommentar dazu schreibe ich:

In jedem Leben gibt es viele unerhört schöne Momente. Wir verpassen sie, wenn wir sie als selbstverständlich oder unbedeutend ansehen. Wer nicht geniessen kann, wird ungeniessbar. Das Leben hat seine leichten Seiten, die tänzerisch angegangen werden sollen und zur Freude einladen. Das Leben ist nicht nur Kampf und Krampf. «Leben ist eine Kunst.» Kunst hat immer mit Kreativität und Schönheit zu tun.

Die Fragen, die Lenny stellt, sind eine gute Möglichkeit, eine persönliche Zwischenbilanz zu ziehen und mehr in den Sinn des Lebens zu finden.[52]

52 Max Hartmann: Lass die Liebe herrschen – Christliche Spiritualität in der Postmoderne. 2020 als privates Projekt erschienen.

22. August 2016

Wir alle sind Gescheiterte

Bin ich ein Gescheiterter? – Wir alle scheitern im Laufe unseres Lebens, denn Scheitern lässt sich mit dem besten Willen nicht verhindern. Das Fragmentarische ist Teil der menschlichen Existenz. Es muss und darf bejaht werden.

Ein bleibendes Zeichen setzen

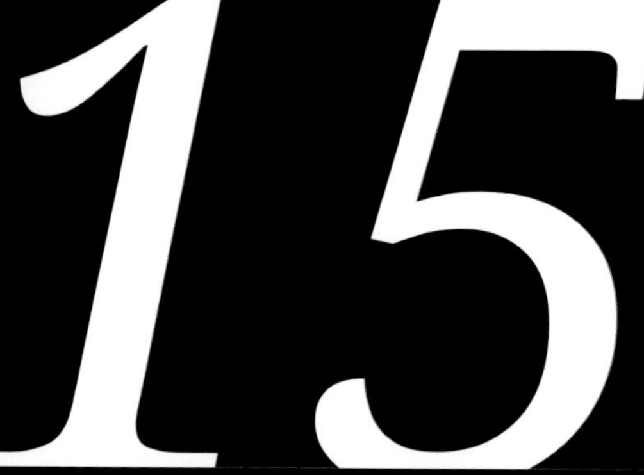

20. September 2016

Es war keine sinnlose Zeit

Was überreif war, konnte in den letzten Monaten eine gute Wendung finden. Wir blieben nicht bei den Symptomen hängen. Wir kamen an die Wurzeln. Es erfolgte eine sinnvolle und vielfältige Therapie. Sehr hilfreich war, einen Ansatz finden zu können, der mit Körperarbeit verbunden war.

Das Trauma war deutlich sichtbar in meiner Körperhaltung. Seit der Kindheit lief ich leicht gebeugt, meine Schultern nach vorne gezogen und meine Brust dadurch eingeengt. Es war, wie wenn ich eine unsichtbare Last mit mir schleppte. Dazu kam mein Körpergewicht unter dem gesunden BMI-Index. Für die Rekrutenschule war ich tauglich. Man schrieb mich einfach auf 50 statt 49 kg, was als Minimalgewicht für die Diensttauglichkeit galt. Ich war zwar klein und feingliedrig, aber zäh. Ich hatte über viele Jahre eine erstaunliche Robustheit und bewies der Umwelt, wie lebensfähig ich war, und verschaffte mir den nötigen Respekt.

Die therapeutischen Erfolge sind deutlich sichtbar. Meine Körperhaltung hat sich wohltuend verändert. Es ist ein schönes Gefühl, mit geöffneter Brust dazustehen und meine Atmung wahrzunehmen. Auf diese Veränderungen erhalte ich einige positive Feedbacks von mir nahestehenden Personen.

Die Atemtherapeutin hat mich darauf aufmerksam gemacht, dass die psychischen Prozesse den physischen vorausgehen. Der Körper braucht seine Zeit, sich daran zu gewöhnen, was sich verändert hat.

Mein Hauptproblem ist weiterhin, zu heftig voranzupreschen und mich zu sehr zu verausgaben. Dann erlebe ich Kräfteeinbrüche, die mich wieder stoppen. Es gilt frühzeitig die Zeichen zu erkennen. Mein Körper gibt mir die nötigen Signale: Müdigkeit, Verspannungen und unruhiger Schlaf.

Die Angst vor Rückfällen ist geblieben. Meine Ärztin hält mich in weiser Voraussicht immer noch in Bezug auf meine Arbeitsfähigkeit zurück. Sie will, dass es mir eine längere Zeit offensichtlich gut ergeht, bevor sie das Pensum erhöht.

Ich habe mir ein Programm für mein persönliches Stressmanagement zusammengestellt mit einigen Merksätzen.
Die Leitfragen sind:

- Wie gehe ich mein Leben langsamer an?
- Wie gestalte ich meine Aufgaben einfacher?
- Wie bringe ich genug Ruhe in meinen Alltag?
- Wie geniesse ich den Augenblick?
- Wie begegne ich dem Leben weicher?

Heute ist eine kleine Aufräumaktion dran. Es liegt viel zu viel in meinem Büro herum. Von vielem kann ich mich gut trennen.

8. Oktober 2016

Ein bleibendes Zeichen

Schon länger ist in mir die Sehnsucht nach einem «rite de passage».[53] So wie ich es vor einigen Jahren getan habe, als mir klar wurde, dass ich für meine Mutter im falschen Geschlecht geboren

---

53 Eine Handlung, in welcher der Übergang von der bisherigen Lebensphase in eine neue begangen wird.

worden bin. Ich habe mir als Ausdruck meiner Versöhnung mit dieser Geschichte und als Bejahung meiner Männlichkeit einen Bart wachsen lassen, der mir gut steht. Dieser Schritt geschah noch vor der Zeit, als viele Männer begannen, sich Bärte wachsen zu lassen. Diese Modebewegung ist keineswegs zufällig. Wir Männer müssen unser Rollenbild neu definieren. Die Frauen sind uns in ihrer neuen Definierung vorangegangen.

Doch was kann denn ein sichtbarer und bleibender Ausdruck meiner Veränderung nach allen Prozessen der letzten Monate sein?

Mir kommt nur etwas in den Sinn. Es ist eine Tätowierung. Die ist tatsächlich bleibend. Doch kann ich das in meinem Alter und dazu noch als Pfarrer verantworten? Was denken dann die Leute? Darf man das als Christ überhaupt? Es gibt doch ein Tattoo-Verbot in Leviticus 19.

Ich befasse mich eingehender damit. Worum geht es eigentlich in dieser Bibelstelle? Was ist der Kontext?

«Ihr sollt euch keine Einschnitte machen an eurem Leib eines Toten wegen, und ihr sollt euch keine Zeichen einritzen. Ich bin der HERR» (3. Mose 19,28).

Tätowierungen waren in der damaligen heidnischen Umgebung des Volkes Israel ein Ausdruck tiefer Trauer. Man legte sich in Sack und Asche und liess sich tiefe und blutige Einschnitte machen.

Tattoos in unserem Kulturbereich haben eine andere Geschichte. Seemänner und Gefangene wurden unfreiwillig tätowiert oder liessen sich als Ausdruck ihrer Andersartigkeit tätowieren. Heute sind Tattoos eine Modebewegung und manchmal mit einer für mich gruseligen Szene verbunden. Die Schaufenster der Studios zeigen Motive, die ich ästhetisch und inhaltlich ablehne.

Wenn ja, dann müsste es etwas sein, was zu meiner Lebensgeschichte und meinem Glauben passt. Ich möchte mich auch nicht von jemandem stechen lassen, der alles macht. Und es müsste eine Person sein, die auch ein bekennender Christ ist.

Ich recherchiere nach Motiven und nach einer Person. Bald stosse ich auf das Symbol «Alpha und Omega», den ersten und letzten Buchstaben des griechischen Alphabets. Es ist biblisch solide verankert und in der urchristlichen und späteren christlichen Ikonografie häufig verbreitet.

«Christus spricht: Ich bin das A und das O, der Anfang und das Ende. Wer zu mir kommt, dem gebe ich das Wasser des Lebens umsonst.» So steht es im letzten Kapitel der Bibel.[54]

Ich möchte dieses Zeichen mit einer Botschaft aus dem ersten Teil der Bibel ergänzen und frage mich: Gibt es eine hebräische Kalligrafie?

Auch da recherchiere ich und finde «Hebrew Tattoos». Es handelt sich um eine Initiative von jungen jüdischen Künstlern. Sie gestalten Tattoos auf einem hohen Niveau in Bezug auf die Lebensgeschichte ihrer Kundschaft. Das spricht mich sehr an, aber ich lasse mir für den Inhalt noch Zeit und widme mich der anderen Frage: Wer soll mich tätowieren? Google sei Dank finde ich die Lebensgeschichte und das Angebot von Dan Tschanz, einem passionierten Tätowierer und Christ.

Eine wichtige Frage für mich ist: Was sagt meine Frau dazu? Für sie ist meine Idee sehr gewöhnungsbedürftig. Sie meint nach dem ersten Schock: Du machst dich doch immer wieder lustig über tätowierte Leute und ihre Motive. Wenn du das willst, dann stehe dir nicht im Weg. Aber geh das sorgfältig an. Ich möchte

54 Offenbarung 22,13

nicht, dass Tätowierungen bei dir zu einer Sucht werden, mit der du nicht mehr aufhören kannst.

10. Oktober 2016

Schlüsselszenen im Blick auf meine Identität

Gestern sind in mir wichtige Szenen aus zwei Filmen aufgestiegen, die mich so sehr berühren, dass ich sie nicht ohne Tränen sehen kann. In ihnen begegne ich mir und meiner Geschichte.

Die erste Szene kommt aus dem Film *«Good Will Hunting»*.[55] Der hochbegabte Will wird als Folge seiner Traumatisierung in seiner Kindheit kriminell. Er bekommt die Chance, statt in ein Gefängnis zu gehen, eine Therapie zu absolvieren, und seine aussergewöhnliche Mathematikbegabung einem Professor zur Verfügung zu stellen.

In der Therapie verweigert er sich aber völlig. Er will sich nicht öffnen und zu seiner Verletzung stehen, die ihm als Kind widerfahren ist. Er wurde von seinem Vater brutal geschlagen und trägt deshalb eine tiefe «Vaterwunde»[56] in sich. Doch dann

---

55 US-amerikanisches Filmdrama aus dem Jahr 1997. Die Hauptrollen spielen Matt Damon und Robin Williams.

56 Der Begriff «Vaterwunde» ist in der christlichen Männerarbeit verbreitet. Siehe etwa: https://www.adam-online.de/vater-sohn-beziehung/: «Deshalb tun sich Männer vermehrt zusammen, um ihre volle Männlichkeit zurückzuholen. Allmählich können sie zugeben, dass ihre Väter sie oft hungrig zurückgelassen haben: ‹Ich habe meinen Vater Mann ja eigentlich nie gekannt. Ständig musste ich zwischen den Zeilen lesen, was er von mir erwartete. Er hat mich nie in sein Herz blicken lassen.›

gelingt dem sehr geduldigen Therapeuten in seinem letzten Versuch das Wunder, ihn in seinem Herzen zu berühren. Er sagt im Blick auf das Trauma von Will den Satz: «Du kannst nichts dafür.» Mehrfach wiederholt er diese Worte. Der junge Mann reagiert wütend, bis dann sein Widerstand zusammenbricht. Er beginnt heftig zu weinen und lässt sich umarmen. Er hat bisher geglaubt, dass er doch etwas dafür kann, dass er so ist, wie er ist. Seine falsche Überzeugung hat sich zutiefst in ihm festgesetzt.

«Du kannst nichts dafür.» Ich weiss, dieser Satz gilt auch mir. Manchmal möchte ich wie Will einfach heftig weinen können und mich umarmen lassen. Das heilt meine Vaterwunde.

Die zweite Szene stammt aus dem Film «Bruder Sonne, Schwester Mond» über das Leben von Franz von Assisi.[57] Der Film begleitet mich seit der Jugendzeit. Auch da begegnet mir eine riesengrosse Wunde, die durch einen Vater aufgerissen wurde. Dieser will seinen Sohn zum Nachfolger in seinem Textilhandelsgeschäft machen.

Das tut lebenslang weh und macht erfülltes männliches Christsein fast unmöglich, denn Männlichkeit hängt mit erlebter Väterlichkeit direkt zusammen. Man spricht in diesem Zusammenhang oft von der Vaterwunde. Damit meint man diesen diffusen Schmerz, dem Vater nahe sein zu wollen und doch nie Bestätigung von ihm erfahren zu haben. Das Eingeständnis der Vaterwunde ist der erste Schritt eines Mannes, an seine Gefühle heranzukommen und Erlösung im Herzen (nicht nur im Kopf) zu finden. Denn viele verkopfte Männer denken stolz, sie könnten einfach ‹umschalten› und plötzlich ein guter Sohn Gottes sein, trotz ihrer schlechten Vaterbeziehung.»

57 Britisch-italienischer Spielfilm von Franco Zeffirelli aus dem Jahr 1972

Francesco kommt aus einem Krieg schwer traumatisiert zurück. Er kann und will nicht mehr dem entsprechen, was sein Vater von ihm will. Nur zu gut sieht er, worauf der Reichtum seiner Familie beruht: Auf massivem Unrecht und schamloser Ausbeutung der Ärmsten der Armen. Franz erlebt zudem eine sehr persönliche Christusbegegnung. Das verändert ihn völlig. Der Vater versteht ihn nicht und will ihn mit Gewalt zur Vernunft bringen. Franz flüchtet zum Bischof von Assisi. In aller Öffentlichkeit kommt es zum Bruch. Er gibt seinem Vater alles zurück, was er hat. Zuletzt steht er nackt da. Der Bischof kann nicht anders, als ihn zum radikalen Leben in der Nachfolge Christi anzunehmen.

Den Film sah ich das erste Mal zu jener Zeit, als ich mich für ein Leben in der Nachfolge Christi entschieden habe. Ich erlebte mich danach wie Franziskus von der Familie unverstanden. Trotzdem war es der richtige Schritt. All das berührt mich sehr im gegenwärtigen Heilungsprozess.

19. Oktober 2016

Geliebt und gesegnet
Christus – mein Alpha und Omega

Das Alpha- und Omega-Symbol für Christus heute als Tattoo auf die Herzseite auf meiner Brust.

Dem entgegengesetzt lasse ich mir auf mein rechtes Schulterblatt die hebräische Kalligrafie «Geliebter» stechen. Es geschieht an der Stelle, an der ich mich danach sehne zu erfahren, wie jemand zu mir steht und seinen Arm auf mich legt.

Das dritte Symbol gehört auf die Oberseite meines rechten Arms. Es ist eine für mich persönlich gestaltete Kalligrafie des hebräischen Wortes «Baruk», das bedeutet: gesegnet. Sie erinnert mich: Du bist gesegnet und du bist ein Segen für viele andere.

Gespannt fahre ich in das Tattoo-Studio. Als ich vor dem Schaufenster des Studios stehe, kommt mir ein etwas wild aussehender kleiner Mann auf einem uralten Rollbrett entgegen. Er ist fast so alt wie ich.

Im Studio kommt es zu einem langen Gespräch. Dan ist das Adoptivkind des Direktors einer bekannten REHA–Klinik. Er hat bei seinen Ersatzeltern eine gute Kindheit und Jugend erlebt. In der Pubertät hat er dann einigen «Scheiss» gebaut, aber nicht extrem. Mit zwanzig wollte er in Erfahrung bringen, wer seine Mutter ist. Erst mit dreissig gelang es ihm, sie zu finden. Es wird eine schwierige Begegnung, aber dennoch heilsam.

Die Arbeit als Koch gab ihm zu wenig Befriedigung. In der Ex-DDR machte er schliesslich eine Lehre als Tätowierer und eröffnete später ein eigenes Geschäft. Ich bin nicht die erste Pfarrperson, die sich bei ihm tätowieren lässt.

Einer seiner Kunden war bekennender Christ. Es kam zu spannenden Gesprächen über Gott, die Welt und den Sinn des Lebens. Dan begann Bücher über den christlichen Glauben zu lesen, unter anderem von Dietrich Bonhoeffer. Er hatte viele Fragen. Schliesslich hat er sich für den christlichen Glauben entschieden.[58]

Eines seiner Bilder im Atelier gefällt mir besonders gut. Es ist Jesus, dem vor der Kreuzigung der Nagel durch die Hand gebohrt wird. Mein Nagel, der durch mich gebohrt worden ist, erinnert mich an die Geschichte, die mir in der Kindheit widerfahren ist.

---

58 Interview mit Dan Tschanz: https://lifechannel.ch/radio/dan-tschanz-passionierter-taetowierer-und-christ/

Ich ertrage das Stechen der Tattoos gut. Es ist ein stiller Moment, fast eineinhalb Stunden, nur Musik, sanfte rockige Klänge, teilweise fromme Musik. In dieser Zeit will ich nicht reden. Ich fahre zurück und bin froh, dass mir meine Frau die Wunden pflegt.

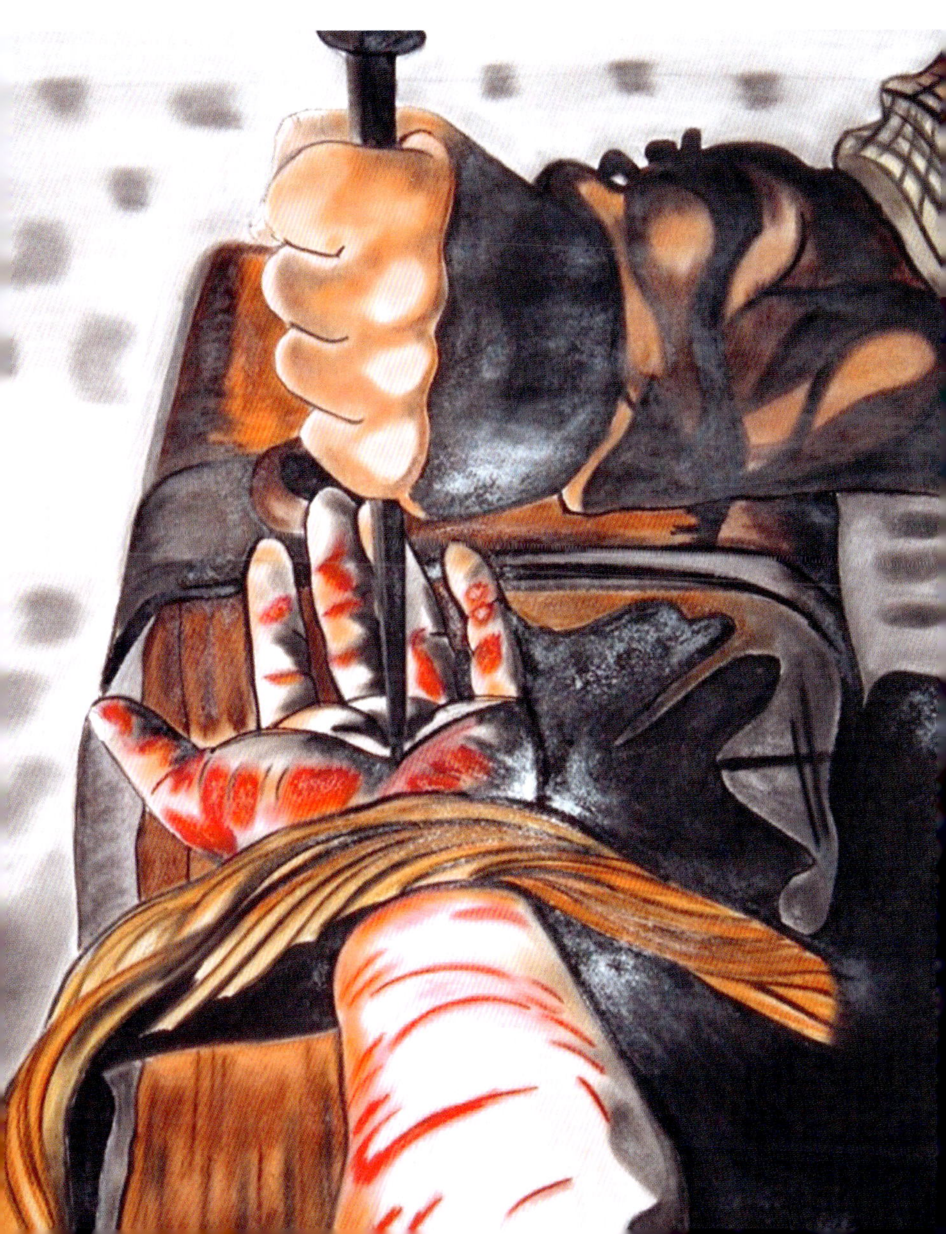

Zurück im Leben

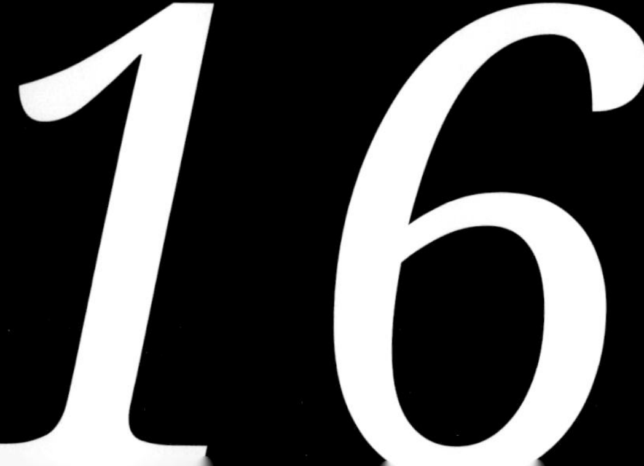

25. Oktober 2016

Zurück im Leben

Die Gefühle erloschen
Der Körper erschöpft
Ich konnte nicht mehr

Es war ein langer Weg
Wie gut, neu zu leben
Aufzuleben, sich neu zu erfahren
Wie erlösend, wenn der Atem strömt
Die Brust sich weitet
Die Hände sind locker
Ich spüre den Boden

Freude in mir
Erlöst von der Last
Nach Jahrzehnten endlich
Wieder neu entflammt

28. Oktober 2016

Worauf ich achten will

Ich lese erneut im Buch von Thomas Härry, wie er seine Erfahrung durch sein Burn-out beschreibt. Es könnten auch meine Worte sein – beziehungsweise das, was noch werden kann.

«Gott lädt uns ein, unsere Sehnsucht, die durch unsere Wunde erwächst, in eine andere Richtung zu lenken. Hin zur Erwartung,

dass Gott auf dem Schrotthaufen unserer Lebenswunden als der Künstler in Erscheinung tritt, der aus dem Müll unseres Lebens ein Kunstwerk schafft. …

Ich betete darum, dass ich körperlich wieder genauso stabil und leistungsfähig würde, wie es vorher gewesen war. Gott hat dieses Gebet nur teilweise erhört. Ich habe zwar so viel Energie und Stabilität zurückbekommen, dass ich meine Arbeit weiterhin tun kann. Aber so leistungsfähig wie früher bin ich nicht mehr. Bis heute nicht. Ich sehe aber, dass Gott in dem, was in mir zerbrochen ist, etwas Neues geschenkt hat, was noch wertvoller ist als meine alte Leistungsfähigkeit. …

Ich begann, darüber zu schreiben, zu predigen und zu lehren. Ich begann, mich mit Freunden darüber auszutauschen. Ich begann, die Dinge, die ich neu erkannte, mit Menschen zu teilen. Was dann geschah, ist etwas, worüber ich bis heute etwas ratlos, aber erfreut staune: Gott scheint das, was mir selber wichtig geworden ist, zu gebrauchen, um damit andere Menschen zu segnen. Auf dem Boden meiner eigenen Wunde lässt er eine neue Kompetenz entstehen, die nicht nur mir selbst, sondern im Besonderen auch anderen Menschen zugute kommt.»[59]

Meine Offenheit über meinen Weg durch die depressive Episode zu sprechen hat bei einigen Männern ermutigend gewirkt, sich zu outen. Ich wusste nicht, dass sie auch betroffen sind. Es war gegen aussen ein stilles Leiden, wovon kaum jemand wusste.

Gleichzeitig ist es aber auch wichtig, dass ich mich nicht zu sehr mit meiner Erfahrung thematisiere.

---

59 Thomas Härry: Das Geheimnis deiner Stärke – Wie Gott deine Lebensgeschichte gebrauchen will. SCM R. Brockhaus 2019

5. November 2016

Wie fühlt sich das für Sie an?

So wird mich meine Ärztin beim nächsten Gespräch wohl fragen. Ich werde ihr über Fortschritte erzählen können. Nun löst sich zunehmend auch die schwierige Situation im beruflichen Umfeld. Das alles ist ein befreiendes Gefühl, gut wahrnehmbar in meinem Körper.

11. Januar 2017

Du zeigst mir den Weg ins Leben

Diese Worte sind meine persönliche Jahreslosung. Psalm 16 hat mich in den vergangenen Monaten oft begleitet, vor allem im Abendgebet.

David bittet um Bewahrung. Er erlebt sich angegriffen und leidet bis hin zu psychosomatischen Folgen. Seine einzige Hoffnung und Zuflucht findet er bei Gott. «Mein Glück ist nur bei dir.» Bei Gott kann er sich auskotzen. Er findet wieder zurück zu innerer Ruhe und Gelassenheit. Er bekennt: *«Herr, du mein Besitz und Becher, du hältst mein Los in deiner Hand.»*

Du bist mein Besitz. Was habe ich denn ausser dir? Bei dir finde ich, wessen ich bedarf. Du bist mein Becher: Daraus kann ich trinken und mein Durst wird gestillt.

David kennt unruhige Nächte. *«Auch des nachts mahnt mich mein Inneres.»*

In den letzten Wochen erlebe ich häufig, wie ich des Nachts heftig erregt und bewegt bin, vieles in mir aufsteigt und nachwirkt.

Heilung entsteht. *«Darum freut sich mein Herz und jauchzt meine Seele, auch mein Leib wird sicher wohnen.»* Es löst sich vieles in meinem Leib und meiner Seele. Ich habe deutlich an Gewicht zugenommen und die aufrechte Körperhaltung festigt sich.[60]

Gott gibt mein Leben nicht dem Totenreich preis. Er ist ein Gott des Lebens. Ich erlebe mich lebendiger denn je.

---

60 Mein BMI ist jetzt im gesunden Bereich. Ganz wesentlich dazu beigetragen hat mein regelmässiges Krafttraining im Fitnesscenter.

So kann auch ich bekennen:

«Du zeigst mir den Weg des Lebens. Freude in Fülle ist vor dir, Wonne in deiner Rechten auf ewig.»

Dieser Psalm ist ein Spiegel meiner Entwicklung in den vergangenen Monaten.

26. Januar 2017

Meilenstein
Diagnose «Arbeitsfähig»

Gestern musste ich erneut zur Untersuchung bei einer Vertrauensärztin der Versicherung antreten. Die Frau in Zürich macht ihre Sache intensiver und einfühlender als der Psychiater ein Jahr zuvor.

Ich muss von meiner Krankheitszeit erzählen: Von der Diagnose, der Therapie und den Ursachen. Dann gilt es eine Reihe von teilweise komplexen Gedächtnisübungen zu lösen. Sie zeigen deutlich, wie nur noch geringe Anzeichen einer Depression vorhanden sind. Die nötigen Schritte zu Veränderungen, inklusive der Verbesserung der Arbeitssituation, sind eingeleitet oder vollzogen.

Ein erfreulicher Befund. Wobei nicht vergessen werden darf, dass ich immer noch ein Antidepressivum brauche und dies weiterhin so sein wird. In bin aber eindeutig in der Phase der Erhaltungstherapie.

25. März 2017

Gottes Reich – damals und heute

Fünf Brote
Zwei Fische
5000 Leute
Das reicht nie

So sagen sie
So sage ich es auch so oft

Gebt es ihm, Christus
In seine Hand
Nehmt es
Teilt es
Zwölf Körbe von Resten bleiben zurück
Mehr als genug

Gottes Reich
Heute
Bei uns

Wir?
Da ist doch nichts!
Vielleicht bei anderen
Oder ist bei uns doch nicht nichts?

Ein bisschen vielleicht
Einiges eigentlich schon
Doch mehr als nur?
Sogar viel

Staunender Dank

30. März 2017

Der Härtetest

Ich komme nach Haus und möchte noch ein wenig in der Tageszeitung lesen. Doch es kommt ganz anders. Meine Frau ist am Telefon und gibt mir den Hörer weiter. Ich traue meinen Ohren nicht. Wie seit vielen Jahren sind einige Kameraden des Brittnauer Turnvereins an einer Skitourenwoche im Tirol unterwegs. Kurz nach Mittag geschieht, womit niemand gerechnet hat: Trotz viel Erfahrung und guter Ausrüstung geht eine Lawine los. Vier Tourenfahrer können sich retten, die vier anderen geraten unter die Schneemassen.

Die Nachricht breitet sich in unserem Dorf und weit darüber hinaus wie ein Lauffeuer aus. Bei mir und meiner Frau löst es eine Flut von Gedanken aus. Das darf doch nicht sein. Was kommt jetzt auf uns zu? Wie bewältigen wir das? In mir ist auch der Gedanke: Schaffe ich das? Bin ich dafür in meiner Situation stabil genug?

Am Tag danach melde ich mich bei den Angehörigen. Tele M1 kommt. Ich soll vor der Kamera etwas Tröstendes sagen. Ich weiss aber nur, dass ich nichts Tröstliches sagen kann. Jetzt ist Trauer dran, Betroffenheit. Das sage ich dann.

Es kommen weitere Medien auf mich zu. Einige Freunde melden sich besorgt. Schaffst du das wirklich? Ich sehe keine Alternative und versuche es. Ich habe noch nie zuvor vor über 1200 Menschen gepredigt. Und ich habe auch nie zuvor eine so grosse Aufmerksamkeit erlebt. Gut, dass ein pensionierter Kollege mich unterstützt und ergänzt. So bin ich nicht allein auf der Bühne.

Im Rückblick staune ich. Es bestätigt sich, dass ich stabil unterwegs bin und mein Stressmanagement mir hilft.

12. Juni 2017

Tattoos als Verarbeitung gewisser Ereignisse

Ein junger Mann, den ich von früher kenne, likt meinen Beitrag auf Facebook. Das gibt mir Gelegenheit, ihm einige Zeilen zu schreiben. Sein Tattoo auf seinem Facebook-Profil gefällt mir. Was hat aber sein christlich sehr konservativer Vater dazu gesagt?

Er hat keine grossen Bemerkungen gemacht. Die Beziehung zu ihm ist nach wie vor schwierig, doch er lernt, seinen Vater anzunehmen, wie er ist.

Ich schreibe ihm, wie auch ich lernen musste, mich von den Erwartungen meiner Eltern zu lösen und eigene Wege zu gehen. Ich gestehe ihm, dass ich mir nach der Phase der Depression und erfolgter Aufarbeitung der schwierigen Prägungen aus meiner Vergangenheit als Zeichen meiner Neuorientierung Tattoos zugelegt habe.

Offenbar bedeuten ihm seine Tattoos Ähnliches. Er schreibt zurück: Tattoos können an vieles erinnern und bei der Verarbeitung gewisser Ereignisse helfen. Sie sind Fixpunkte im Leben.

Erhaltungs-therapie

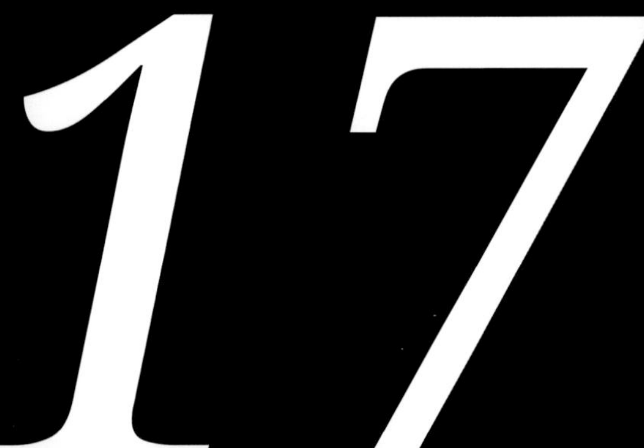

21. Juni 2017

Der Körper lügt nicht

Die Therapie ist noch nicht abgeschlossen. Die akute Phase ist nun vorbei. Jetzt geht es um die Erhaltung und Vertiefung meiner neuen Kraft. Auch das wird ein längerer Prozess sein. Mindestens zwei Jahre lang dauerte die Akutphase.

Es gilt eine längerfristige Perspektive zu gewinnen. Die alten Muster sind nach wie vor in mir präsent. Ich kann sie aber rechtzeitig erkennen und ihnen entsprechend begegnen. Meine Ärztin gibt mir den Leitsatz: *«Der Körper lügt nicht.»* Es gilt stets achtsam zu sein, was er mir sagt. Ich kenne unterdessen seine Sprache: Verspannungen, flacher Atem, das flaue Gefühl im Bauch, Appetitlosigkeit, unruhiger Schlaf.

Ein wichtiger Teil in meiner Therapie ist meine persönliche Spiritualität. Der christliche Glaube ist für mich in seinem tiefsten Wesen eine umfassende Befreiungserfahrung. So habe ich es kürzlich in Facebook gepostet. Es hat einige Likes bewirkt. Wenn der Glaube nicht heilsam wirkt und die Kirche nur als einengend erfahren wird, läuft etwas schief. Nietzsche meint: *«Die Christen müssten erlöster aussehen, wenn ich an ihren Erlöser glauben sollte.»* Weil er dies nicht erfahren hat, hat er sich vom Glauben aus seinem Elternhaus abgewendet und landete schliesslich im Nihilismus.

Ich bin dankbar, wie sich im Laufe meiner Biografie die Botschaft des Evangeliums ermutigend und heilsam ausgewirkt hat. Ich bin in meiner Lebensgeschichte nicht bei einer Unheilgeschichte stecken geblieben. Es hat sich etwas zugesellt, was mit bestärkt hat, aus meiner Rolle als Opfer auszusteigen und neue Wege zu gehen.

Zur Befreiungserfahrung gehört eine vorwärts gerichtete Haltung. *«Ich will Neues schaffen.»*[61] Das ist die Verheissung.

Ein Befreiungsgeschehen ist immer eine Erfahrung unverdienter Gnade. Wer hat schon Gott von sich aus wirklich gesucht? Gott sucht uns. Er sehnt sich nach Gemeinschaft mit seinen Geschöpfen. Gottes Investment zugunsten der Menschen ist umfassend. Wenn er die Menschheit aufgegeben hätte, wäre das Selbstverleugnung seiner Schöpfungstat: *«Gott sah an, was er gemacht hatte. Und siehe, es war sehr gut.»*[62] Gott ist nicht von uns abgefallen, obwohl wir Menschen von ihm abgefallen sind.

Eine schwierige Erfahrung bei meinem Neuaufbruch ist die Reaktion einiger Leute. Viele freuen sich, doch andere sind skeptisch, wie verändert ich wirklich bin. In den nächsten Monaten bekomme ich einiges zu hören, was vorher von mir vermisst wurde. Es gelang mir im Pfarramt nicht eine anhaltend aufblühende Gemeinde aufzubauen. Die Kirchenaustritte gehen zunehmend an die Substanz. Der Säkularisierungsprozess unserer westlichen Gesellschaft schreitet rasant voran. Nicht dass nichts in unserer Gemeinde geschehen wäre. Es gibt einen engagierten Kern, doch der ist kleiner geworden.

Was von mir erwartet wird, gleicht einer eierlegenden Wollmilchsau. Die individuellen Erwartungen sind sehr verschieden. Doch ich bin mit meinen Möglichkeiten beschränkt und sollte mich grundsätzlich auf das fokussieren, was ich wirklich kann. Das führt mit sich, gewisse Erwartungen enttäuschen zu müssen.

Mir fehlt manchmal die Ermutigung. Zudem sind wir gegen-

---

61 Jesaja 43,19

62 Genesis 1,31

wärtig in einer Phase der Überprüfung der zukünftig möglichen personellen Ressourcen. Sie ist mit Streichung von Stellenprozenten und mit einer Erneuerung des Teams verbunden. Das sind heikle Prozesse.

17. August 2017

«Boy» von Ron Mueck

Gebannt stehe ich da und sehe die Skulptur von Ron Mueck im «ARSO», dem Museum für moderne Kunst im dänischen Aarhus. Ich wusste zuvor von diesem Werk mit dem Namen «Boy» und war gespannt, wie es auf mich wirkt. Die Skulptur ist riesengross, 4,5 m hoch. Der australische Künstler ist vor allem für seine überdimensionalen realistischen Menschenplastiken aus Fiberglas und Silikon bekannt, deren Oberflächenbeschaffenheit sich durch eine zuvor in dieser Grössenordnung nicht erreichte Naturtreue auszeichnet. Der Themenkreis seiner Werke umfasst Geburt, Leben, Jugend, Alter und Tod. Die Hose und die Haare des «Boy» sind echt. Hyperreal nennt sich diese Kunstrichtung.

Der kleine Junge steht als Riese vor mir. Ich betrachte und fotografiere ihn von allen Seiten. Dabei erlebe ich: Die Figur macht etwas mit mir. Was genau, kann ich noch nicht sagen. Sie wirkt über Tage hinweg weiter in mir nach.

Nun wird mir klar: In dieser Figur begegne ich mir selbst – mir als Kind und mir als 58 Jahre alter Mann, in dem dieses Kind weiterlebt. Es ist das, was durch die depressive Episode aufgetaucht ist und mich zu den Wurzeln der Erkrankung geführt hat. Meine Erfahrung als Kind ist zu einem Riesen geworden, dessen ich mir nicht bewusst war.

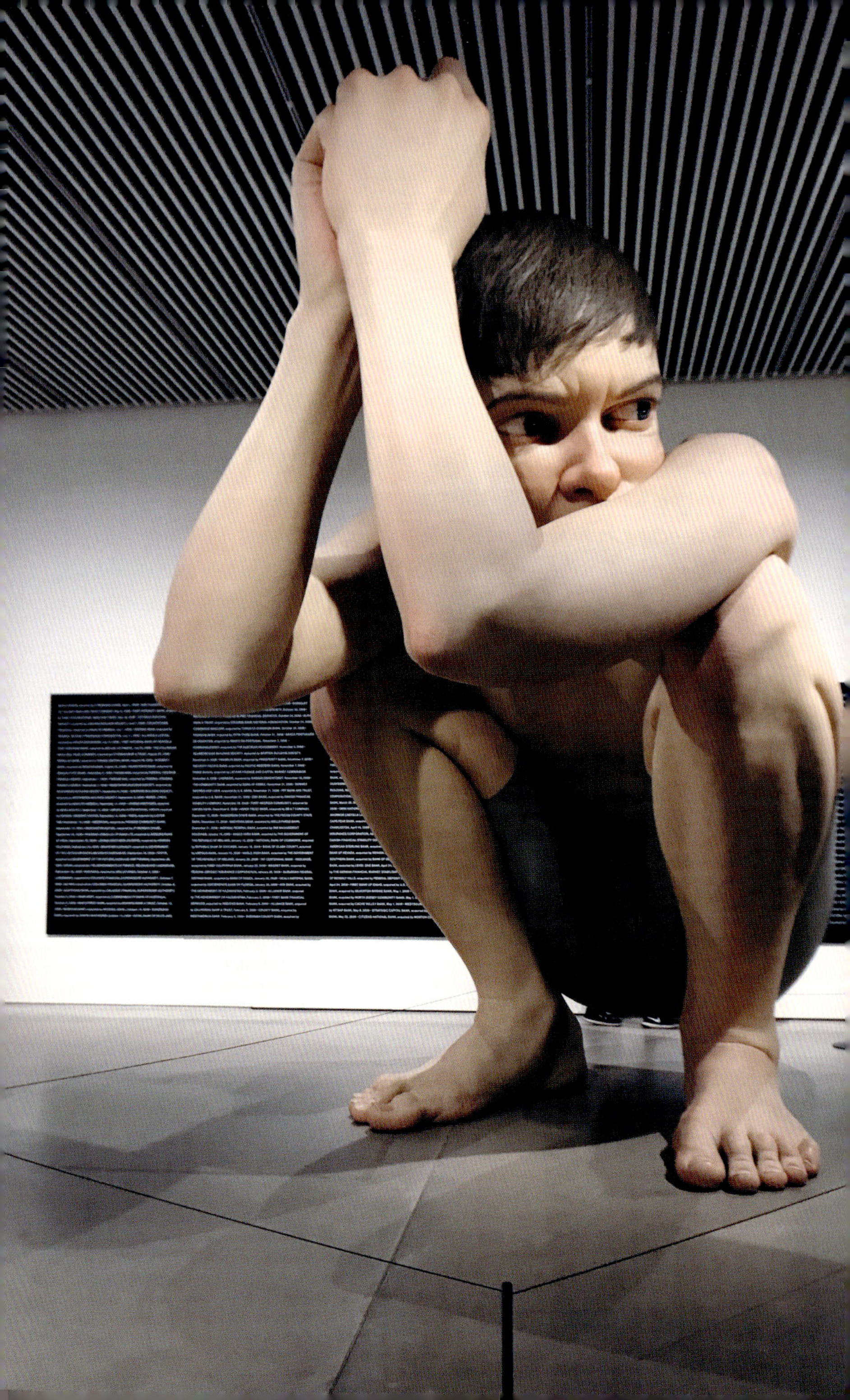

Dieser Boy kauert am Boden. Mit seinen Händen schützt er sich. Sein Blick ist scharf und misstrauisch, seine Umgebung beobachtend. Seine Augen zeigen, wie viel in ihm geschieht. Hat er Angst oder hat er einen Plan? Will er, sobald er kann, aufstehen und fliehen oder sich verteidigen? Schützt er sich vor Schlägen, die er erhalten hat oder erneut erhält? Er befindet sich in einem Überlebenskampf. Es ist eine unwürdige Existenz. Ein Kind sollte Geborgenheit und Liebe durch seine Familie und Umwelt erfahren. Lässt man ihn allein?

In der «ZEIT» schreibt Ute Vorkoeper[63]: *«Auf dem Foto hockt ein Junge. Er hat die Arme Schutz suchend vor den Kopf genommen und schaut scheu, vielleicht sogar ängstlich, zugleich aber auch wachsam über seine linke Schulter. Es begegnet uns in ihm die Ambivalenz und die Zerrissenheit der menschlichen Existenz. Er kommt aus einer verlorenen oder verborgenen Vergangenheit. Er hockt mitten unter uns, obwohl er von einer verlorenen oder vergangenen Zeit kommt. ... Denn er erinnert alle seine Betrachter an die Kindheit, an ihre eigene Kindheit, an Erfahrungen von Einsamkeit und Zaghaftigkeit, an eine unbestimmte Angst vor dem Leben, die im alltäglichen Leben verdrängt wird. Durch seine Grösse konfrontiert uns der Junge nachdrücklich mit der Grösse und der Unausweichlichkeit der menschlichen Angst vor der Existenz, d.h. vor dem Leben, dem Sein, der Wirklichkeit.»*

Die Kindheit lässt sich nicht verleugnen. Meine eigene Kindheit wurde zum Riesen in mir. Heilung von dieser Erfahrung bedeutet, es mir bewusst zu machen, sodass der Junge in mir zu seiner

---

63 23.11.2005

natürlichen Grösse finden kann. Er ist dann nicht mehr hyperreal, sondern nur noch real.

In diesem Zusammenhang lese ich Gedanken von Bernhard Meuser:[64]

«Es sind Traumata, die Menschen oft ein Leben lang verfolgen. Es kann das Gefühl sein: ‹Mich hat niemand gern. Ich war nicht erwünscht.› Oder: ‹Ich wurde permanent übersehen.› Oder auch: ‹Ich musste nur den Willen eines anderen erfüllen; ich hatte keine Freiheit.›

Aufarbeiten! Heisst die Devise aller, die seelisch helfen wollen. Es ist schon viel, wenn man ein Trauma ans Licht des Bewusstseins heben, es anschauen und beschreiben kann. Dennoch bleiben die Mittel, einen seelisch traumatisierten Menschen wirklich heilen zu können, seltsam begrenzt. Frère Roger sprach oft von den ‹Wunden der Kindheit›».

Verletzungen und Wunden entstehen auch in der besten Erziehung. Es gibt «GULAGS» und «Psychohöllen» auf dieser Welt. So krass nennt es Meuser. Er erinnert an Jesus Christus, der das Trauma der Kreuzigung durchlitt. Der Heilige Benedikt empfiehlt in seinen Regeln für die Klostergemeinschaft «erlittenes Unrecht geduldig zu ertragen».

Er meint damit keine Leidverdrängung durch Verleugnung oder Zähne zusammenzubeissen. Nicht «Augen zu und durch». Also keine Apathie.

---

64 Bernhard Meuser: Christsein für Einsteiger. Fontis Verlag 2014

«Das Christentum empfiehlt Geduld – und ist doch keine Verdrängung. Die Geduld der Christen mit dem, was ihnen bis an den Rand ihrer Möglichkeiten zusetzt, ereignet sich auf dem Tiefengrund des Leidens Christi. Jesus nimmt den Schmerz an, indem er sich mit seinem Verursacher versöhnt und bei Gott für ihn um Verzeihung betet. Darum darf auch in seinen Nachfolgern nicht der Kampf gegen unsere Peiniger das Letzte sein, sondern ihre Annahme in der Perspektive Gottes – also ein Ja zu meinem Feind im Licht Gottes. Dem eigenen Vater vergeben, der eigenen Mutter vergeben, das mag das Schwierigste sein, was einem Menschen aufgetragen ist. … Vergebung und geduldiges Gottüberlassen ist die einzige fundamentale Massnahme für Frieden in der Seele.

Die Wunden der Kindheit werden immer noch schmerzen, aber sie verwandeln sich von einem Geschwür, das regelmässig in Verzweiflung aufplatzt, zu einer Quelle der Kraft. … Ich kannte einen, der in der Kindheit die Erfahrung der Verlassenheit und des Alleingelassenwerdens gemacht hat. Es hat viel Geduld gebraucht, viele Gespräche und viele Gebete, bis er das wurde, was er heute ist: eine reife, mit sich, seiner Geschichte und seiner Kindheit versöhnte Persönlichkeit. Mehr noch: ein Genie der Achtsamkeit, ein liebevoller, aufmerksamer Mensch.»[65]

65 Bernhard Meuser: Christsein für Einsteiger. Fontis Verlag 2014

25. Oktober 2017

Veränderung der Wohnsituation

Heute konnten wir den Kaufvertrag für unsere neue Wohnung unterschreiben. In wenigen Monaten ist sie bezugsbereit. Wir haben uns entschlossen, das Pfarrhaus zu verlassen. Wie wird sich unser Leben verändern, wenn wir in eigenen Wänden wohnen und Wohn- und Arbeitsort getrennt sind? Es ist eine grosse Chance im Blick auf der Suche nach dem gesunden Mass in meinem Engagement in dem nun auf 80 Stellenprozente reduzierten Pfarramt.

Meine Therapie ist unterdessen beschränkt auf eine Stunde Psychotherapie und Atemtherapie pro Monat.

Mittwoch, 2. Mai 2018

59/59

Heute beginnt mein sechzigstes Lebensjahr. *«Ja, du wurdest meine Hilfe.»* Dieses Bekenntnis in der *«Laudes»*[66] kann ich mit jubelnden Lippen aussprechen. Wohltuend schreitet mein Heilungsprozess weiter voran. Ich bin eindeutig besser dran als vor einem Jahr. Meine für mich typische Unternehmungslust kehrt allmählich zurück.

---

66 Liturgisches Morgengebet, das in vielen Klöstern gebetet wird.

Nun ist auch ein letztes Zeichen auf meinen Körper gesetzt: Erneut eine hebräische Kalligrafie als Tattoo, diesmal auf die rechte Brustseite. Es handelt sich um meinen Konfirmandenspruch: *«Meine Gnade wird nicht von dir weichen, mein Bund wird nicht wanken.»*[67]

MY COVENANT
OF PEACE
WILL NOT
BE REMOVED
[ISAIAH 54]
HEBREW
TATTOOS

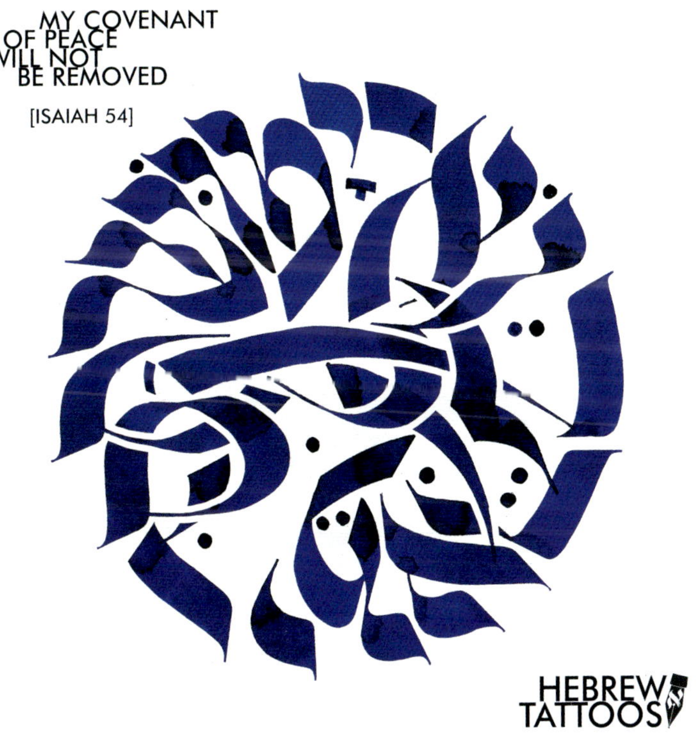

67 Jesaja 54,10

Gabriel Wolff von *«Hebrew Tattoos»* in Berlin hat eine eindrückliche Arbeit geleistet und die Botschaft von Jesaja 54 in seiner Ausgestaltung mit meinem Leben verbunden. Der Kern ist unruhig und gebrochen dargestellt. Doch darum herum ist ein schützender und beruhigender Kreis. Er steht für Gottes Bund – die Erfahrung umfassender Güte, Schalom.

Gabriel reagiert auf meinen Dank. Ich schreibe ihm später, dass wir nach einem Besuch von Auschwitz vor einigen Jahren demnächst auch den Gedenkort Yad Va-shem in Jerusalem besuchen werden. Er schreibt zurück:

«Wow, ich mag Leute, die sich zu ihrem Tattoo so viele Gedanken machen wie du. Zu mir kommen sowieso nur solche, die bereit sind, nicht nur ihr Geld, sondern auch ihre Zeit in ihre Tattoo-Projekte zu investieren. Aber nicht oft lese ich so klare und detaillierte Ideen wie deine. Danke dafür.

Yad Vashem ist ein heftiger Ort. Ich habe Jahre direkt gegenüber dem Eingangstor gewohnt und war einmal pro Jahr dort. Sei vorsichtig, es kann verstörend sein. Auch nach Auschwitz.»

15. April 2019

Nochmals ein Bild

Im Museum für moderne Kunst in Tiflis, der Hauptstadt von Georgien, sind mir einige Werke begegnet, die mich sehr berühren. Eines davon betrifft meine depressive Phase. Genauso wie auf diesem Bild habe ich mich damals erlebt. Ich war eingeschlossen in meiner eigenen düsteren Welt. Der Kontakt nach aussen fehlte mir und die Umwelt bedrohte mich. Doch irgendwann gelang der Durchbruch: eine Neugeburt und damit die Neuentdeckung der Welt um mich.

2. Mai 2019

Mein sechzigster Geburtstag

Gott hat Humor im Blick auf die Tageslosung zu meinem Jubiläum. *«Vor einem grauen Haupt sollst du aufstehen und die Alten ehren.»*[68]

Älter werden. Die Bibel gibt dem Alter eine besondere Würde. In den letzten Tagen habe ich viel in meinem Tagebuch der letzten Jahre gelesen. Mir wurde erneut bewusst, wie sehr ich gelitten habe.

68 3. Mose 19,32.

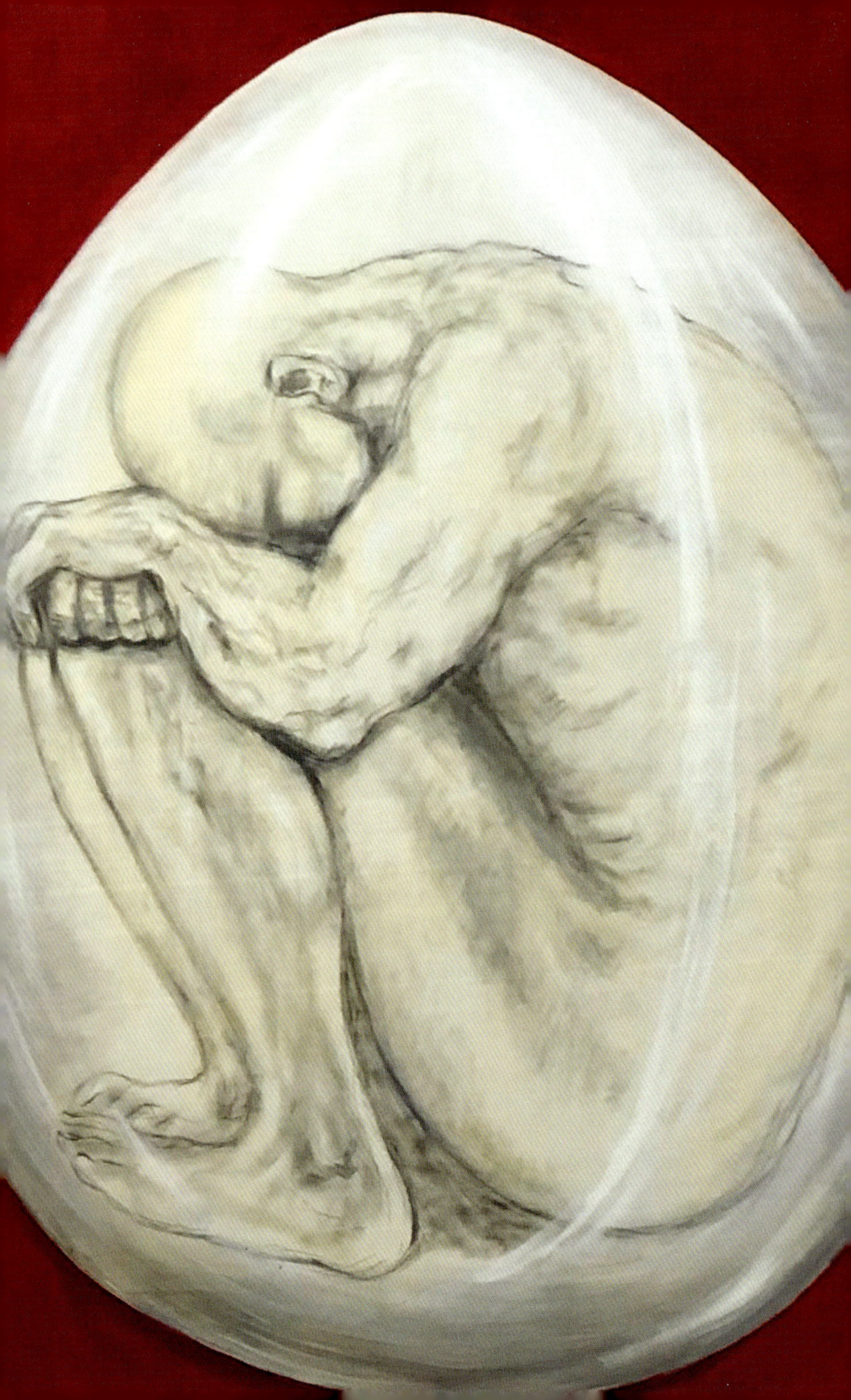

Ich kann das Fest voll geniessen. Mehr als fünfzig Gäste sind da, liebe Freunde und Verwandte. Meine Frau und ein Team ermöglichen ein vielfältiges Programm. Erste Begegnungen gibt es bei Häppchen, die ich besonders mag. Danach folgt als Hauptspeise eine wunderbare Injera[69], zubereitet von einer befreundeten Frau aus Eritrea. Dazu gibt es georgischen Wein und später äthiopischen Kaffee. Das alles ist mit vielen Erinnerungen an eigene Reisen verbunden. Ein Pfarrkollege hält eine Rede. Die ältere Tochter, die als Journalistin arbeitet, interviewt mich mit witzigen Fragen, die die Gäste formulieren können. Meinerseits gibt es einige besinnliche Gedanken.

Nach einem Dessertbuffet, genial zubereitet von meiner Frau, kommt der Höhepunkt: Ein zweistündiger Auftritt des Chors und der Band des Theologischen Seminars St. Chrischona, organisiert von unserem Jugendarbeiter. Unglaublich eindrücklich begegnet mir die Dynamik der vorwiegend jungen Leute. Zu meinem Geburtstag wünsche ich mir den Song *«I am no longer a slave, I am a child of God»*.[70]

---

69 Injera ist ein gesäuertes Fladenbrot aus Teff-Mehl und wird traditionell in Äthiopien und Eritrea gegessen. Dazu gibt es verschiedenste Beilagen aus Gemüse und Fleisch. Es wird mit den Händen gegessen.

70 Jonathan David Helser, Joel Case, Brian Mark Johnson (Bethel-Music).

Ich bin kein Sklave der Angst[71]

Du umgibst mich mit einer Melodie
Du umgibst mich mit einem Lied
Von der Erlösung von meinen Feinden
Bis alle meine Ängste verschwunden sind

Ich bin nicht länger ein Sklave der Angst
Ich bin ein Kind Gottes
Ich bin nicht länger ein Sklave der Angst
Ich bin ein Kind Gottes

Aus dem Schoss meiner Mutter
Hast du mich erwählt
Deine Liebe hat meinen Namen gerufen
Ich wurde wiedergeboren in eine Familie
Dein Blut fliesst durch meine Adern

Ich bin nicht länger ein Sklave der Angst
Ich bin ein Kind Gottes
Ich bin nicht länger ein Sklave der Angst
Ich bin ein Kind Gottes

Ich bin nicht länger ein Sklave der Angst
Ich bin ein Kind Gottes
Ich bin nicht länger ein Sklave der Angst
Ich bin ein Kind Gottes

---

71 Übersetzung Max Hartmann

«Ich bin
nicht länger
ein Sklave
der Angst.
Ich bin ein
Kind Gottes.»

Ich bin umgeben von den Armen des Vaters
Ich bin umgeben von Liedern der Befreiung
Wir sind von unserer Knechtschaft befreit
Wir sind Söhne und Töchter
Lasst uns unsere Freiheit besingen

Du hast das Meer gespalten
Damit ich hindurchgehen kann
Meine Ängste sind ertränkt in vollkommener Liebe
Du hast mich gerettet
Und ich werde stehen und singen
Ich bin ein Kind Gottes

Du hast das Meer gespalten
Damit ich hindurchgehen kann
Du hast meine Ängste in perfekter Liebe ertränkt
Du hast mich gerettet
Und ich werde stehen und singen
Ich bin ein Kind Gottes

Ja, ich bin
Ich bin ein Kind Gottes
Ich bin ein Kind Gottes
Ja, ich bin
Ich bin ein Kind Gottes
Voller Glauben

Denn ich bin nicht länger ein Sklave der Angst
Ich bin ein Kind Gottes
Ich bin nicht länger ein Sklave der Angst
Ich bin ein Kind Gottes

«Meine
Ängste sind
ertränkt in
vollkommener
Liebe.
Du hast mich
gerettet.»

Autobiografie in fünf Kapiteln

18

26. März 2021

Rückblick und Ausblick

Nur noch alle sechs Monate besuche ich die Ärztin. Es sind lediglich Kontrollbesuche und eine Gelegenheit, das Rezept für das Antidepressivum zu erneuern.

Diesmal berichte ich von meinem Buchprojekt und bitte um eine Einschätzung meiner gesundheitlichen Situation. Ich stelle auch die Frage nach der Heilung. Gibt es eine vollständige Erholung von meiner Depression oder muss ich mein Leben lang ein Medikament zu mir nehmen, um mich nicht zu gefährden? Was bedeutet Heilung eigentlich?

Für die Ärztin bin ich ein ermutigendes Beispiel einer wirksamen Therapie. Wir konnten von der vorausgegangenen tiefenpsychologischen Begleitung profitieren. Sie brachte die Wurzeln zum Vorschein. Ich liess endlich meine Trauer und meine Wut über das zu, was mir in meiner Kindheit und Jugend widerfahren war.

Ich war damals völlig überfordert. Als Folge sind viele ungute Muster in meinem Leben mitgewandert. Ich konnte mich nicht abgrenzen und übernahm Aufgaben, die nicht in meiner Verantwortung lagen.

Neben der angepassten Rolle entstand die des Kämpfers. Zumeist mit einem schlechten Gewissen wagte ich es, eigene Wege zu gehen, was meinen Glauben, meine Berufung und meine Partnerschaft betrafen.

Unvergesslich bleibt mir auch, wie ich während meiner Zeit im Gymnasium meine erste Jeans kaufte. Es war eine echte Levi's. Einer meiner wenigen Freunde ermutigte und begleitete mich. Ich war voller Stolz über den Kauf, hatte aber Angst vor der Reaktion zu Hause. Sie war entsprechend. Ich versuchte meinen Kauf so gut als möglich zu begründen. Alle trugen damals Jeans, und wenn ich das nicht auch tat, machte ich mich unmöglich.

Mein Kampfmodus hat mich weiter begleitet. Ich bin dadurch hartnäckig geworden, wenn ich von etwas überzeugt bin. Dadurch erreiche ich einiges, manchmal aber über die Köpfe der Leute hinweg. Zudem habe ich einen unguten Hang zur Rechthaberei.

Ein Defizit, das ich nach wie vor bei mir empfinde, ist meine Liebesfähigkeit. Liebe und leistungsunabhängige Wertschätzung haben mir in der entscheidenden Phase der Kindheit gefehlt. Wem Liebe fehlt, der hat es schwer zu lieben. Ich hatte aber auch Glück: Ich fand Menschen, für die ich der Liebe würdig war und bin. Und ich fand eine Frau, die psychisch und physisch gesund und grundsolide ist und die mich wirklich liebt. Sie wagt es, mich immer wieder ermutigend zu korrigieren und mich vor manchem, was ich mir einbrocken würde, zu bewahren.

Heute habe ich sie gefragt: Würdest du mich nochmals heiraten, wenn du dir damals bewusst gewesen wärst, was für einen Rucksack an Lasten ich mit mir trage?

Ihre Antwort war: Ich hätte dich viel früher ermutigt, dir professionelle Hilfe zu suchen.

Die alte Geschichte erschien mir erledigt. Doch mein Körper und meine Seele konnten sie nicht vergessen. Sie ist in mir abgespeichert. Ich bin dankbar, mich für eine sinnvolle Therapie entschieden zu haben. Allen daran Beteiligten gehört mein grosser Dank.

Wo stehe ich heute? Werde ich lebenslang ein unterstützendes Medikament brauchen? Meine Ärztin kann es nicht in aller Klarheit sagen. Im Blick auf meine Diagnose gibt es Leute, die, wenn sie über eine lange Zeit stabil geblieben sind, es ausschleichen können. Wir entscheiden uns, den Versuch zu wagen und die Dosis zu reduzieren. Ich kann aber jederzeit abbrechen.

Ich bin überzeugt: Eine gewisse Gefährdung bleibt mir erhalten. Doch ich weiss, was mir guttut. Ich kenne die Sprache meines Körpers. Gute Selbstfürsorge gehört zu meinen zentralen Aufgaben. Das macht mich nicht zu einem rücksichtslosen Egoisten.

Ganz am Schluss gibt mir die Ärztin eine Parabel weiter. Es ist eine Autobiografie in fünf Kapiteln.

Wir alle stolpern, stürzen und fallen irgendwann und immer wieder im Leben. Misserfolge und Scheitern gehören zu uns. Was uns jedoch unterscheidet, ist die Reaktion. Finden wir die Kraft und Grösse, wieder aufzustehen und daraus zu lernen?

Eine Autobiografie in fünf Kapiteln[72]

I.
Ich gehe die Strasse entlang.

Da ist ein tiefes Loch im Gehsteig.
Ich falle hinein.
Ich bin verloren … Ich bin ohne Hoffnung.
Es ist nicht meine Schuld.
Es dauert endlos, wieder herauszukommen.

72 Portia Nelson, Songwriterin und Künstlerin

II.

Ich gehe dieselbe Strasse entlang.

Da ist ein tiefes Loch im Gehsteig.
Ich tue so, als sähe ich es nicht.
Ich falle wieder hinein.
Ich kann nicht glauben,
schon wieder am gleichen Ort zu sein.
Aber es ist nicht meine Schuld.
Immer noch dauert es sehr lange, herauszukommen.

III.

Ich gehe dieselbe Strasse entlang.

Da ist ein tiefes Loch im Gehsteig.
Ich sehe es.
Ich falle immer noch hinein ... aus Gewohnheit.
Meine Augen sind offen.
Ich weiss, wo ich bin.
Es ist meine Schuld.
Ich komme sofort heraus.

IV.

Ich gehe dieselbe Strasse entlang.

Da ist ein tiefes Loch im Gehsteig.
Ich gehe darum herum.

V.

Ich gehe eine andere Strasse ...

«Da ist ein tiefes Loch im Gehsteig. Ich gehe darum herum.»

Wie es meiner Frau erging

19

Und wie geht es eigentlich dir? Diese ehrliche Frage hat mich überrascht und von Herzen gutgetan. Mein Mann ist seit Monaten krankgeschrieben mit einer Depression. Viele haben nachgefragt, wie es ihm geht. Einige haben nicht oder nicht mehr nachgefragt. Und eine liebe Freundin ist treu drangeblieben und hat sich auch immer wieder erkundigt, wie es mir in alledem geht.

Langsam setzt es mir zu. Es geht kaum vorwärts, immer wieder auch Rückschritte. Das Tempo, zurück in den Alltag zu finden, verlangsamt sich.

Die Anzeichen der Depression kamen langsam, Schritt für Schritt. Eine Depression ist nicht wie eine Grippe plötzlich da. Und sie geht noch viel, viel langsamer vorbei.

Einige Anzeichen habe ich aus dem Moment heraus nicht als die einer Depression gedeutet. Wer mäht den Rasen? Wann laden wir wieder einmal Gäste zum Essen ein? Warum führen Diskussionen am Esstisch zum ewig gleichen Verlauf mit einem schmollenden Ehemann? Weshalb nimmt er so wenig Anteil am Ergehen einer befreundeten Person, die Hilfe braucht?

Erst in der nachdepressiven Zeit habe ich realisiert, wie sehr Max das wiederkehrende Rasenmähen, die Verantwortung für die Umgebung des Pfarrhauses belastet hat. Erst nach der erlittenen heftigsten Krankheitsphase konnte ich staunend beobachten, wie schnell sein Koffer nach den Ferien ausgepackt war.

Aber Besuch einzuladen hat ihn noch lange gestresst. Max musste lernen, auch mal nach zwei Stunden am Esstisch zu sagen, dass er jetzt eine Pause und Ruhe braucht. Und zu realisieren, dass die Welt dabei nicht untergeht.

Und wie geht es eigentlich dir? Dieses ehrliche Nachfragen tat mir wohl. Denn: Ich gebe offenbar nach aussen immer wieder das Signal ab, alle Herausforderungen problemlos zu meistern.

Gott sei Dank bin ich ein sehr positiv denkender Mensch mit grosser Geduld und Ausdauer. Ich habe ein sehr behütetes Zuhause erlebt, viel Urvertrauen – als ungeplant Jüngstes von fünf Kindern – ein unbeschwertes Eingebundensein in eine Familie und in ein Dorf. Insgesamt: viel Wohlwollen, keine massiven Einbrüche oder Krisen. Ich wusste mich von Anfang an getragen und geliebt.

Zwar waren Depressionen zeitlebens ein Thema bei meiner Mutter und ich wusste auch um ihre happige Kindheit mit einem Alkoholiker als Vater. Aber ihr war immer wichtig, dass Veränderung möglich ist, Muster durchbrochen werden können und der christliche Glaube trägt und zum Handeln befähigt.

Mich hat die Lebensgeschichte meines Mannes sehr betroffen, traurig und über gewisse Strecken auch wütend gemacht.

Andererseits prägt ihn ein grosses Vertrauen in Gott und ein starker Wille. Genau diese beiden Prägungen machten mich immer wieder zuversichtlich, diese Depression gemeinsam durchstehen zu können. Mit Gottes Hilfe schaffen wir das – dieser Glaube hat mich durch all die schwierigen und herausfordernden Monate getragen.

Vor der totalen Verzweiflung, nicht mehr leben zu wollen, wurde Max verschont. Das ist für mich eindeutig ein Geschenk Gottes. Es hätte auch anders sein können.

Durch einige herausfordernde Situationen im Pfarramt und die depressiven Phasen unserer älteren Tochter hatten wir schon vieles «gemeistert», durchgestanden, konnten uns aufeinander verlassen, uns ergänzen und erleben, wie Krisen auch wieder vorbeigehen.

Hilfreich war sicher auch, von etlichen Menschen in unserer Umgebung und im Freundeskreis zu wissen, dass Depressionen auftreten können und dürfen, aber danach auch wieder leichtere Zeiten kommen.

Natürlich sind das eigene Durchleben und Durchstehen dann nochmals etwas ganz anderes. Ich «kannte» eine Geburt ja auch nur vom Hörensagen und verstand dann erst nachher, was Wehen wirklich sind.

Wichtig war mir, dass die Krankheit meines Mannes nicht alles in meinem Alltag umkrempelt. Ich bin seine Frau, nicht seine Therapeutin.

So wünschte ich mir, dass mein Mann während der Zeit, in der er ganz krankgeschrieben war, unter der Woche jeweils einige Tage auswärts wohnen kann. Bei uns zu Hause gingen viele Kinder zur Tagesbetreuung ein und aus. Ich arbeitete seit Jahren auch einen ganzen Tag auswärts und das Leben der Kirchgemeinde fand weiterhin statt. Dies wollte ich nicht aufgeben.

Was ist möglich, was nicht? Dies einzuschätzen war stets neu eine grosse Herausforderung. Irgendwie versuchte ich zuversichtlich zu sein und meinen Mann zu ermutigen, wieder etwas zu wagen. Aber dann sitze ich im Zimmer in einer fremden Stadt und der depressive Mann muss sich nach der Reise völlig erschöpft ausruhen. Stunden später kämpfe ich mich mit ihm lustlos zu einem nahen Restaurant durch, um zu essen. Danach gehen wir auf dem kürzesten Weg wieder zurück zur Unterkunft.

Da wäre es ehrlicher gewesen, das Weekend gleich abzusagen und in der vertrauten Umgebung zu bleiben.

Ab und zu planten wir trotzdem einen Theater- oder Comedy-Abend zu zweit, liessen es aber offen, wer mich begleitet. War es dann Max zu viel, kam eine gute Bekannte oder Freundin spontan mit.

In der ersten Zeit, nachdem Max ganz aus dem Pfarramt ausgestiegen war, habe ich einfach die dadurch entstandene Ruhe, vor allem an Wochenenden, geschätzt. Man musste nicht noch den Sonntagnachmittag mit einem Ausflug verplanen.

Während der Therapie hat mir Max manchmal nur bruchstückhaft erzählt, was zum Thema wurde. Geholfen haben mir über all die Jahre seine Tagebucheinträge. Da war ich dann nahe dran an seinem Herz, seinen Gefühlen und Gedanken. Oft kamen diese Einträge mit einiger zeitlicher Verzögerung zu mir, doch sie kamen an.

Als es meinem Mann wieder bedeutend besser ging, wurde es umso schöner in unserer Beziehung. Ich sagte in dieser Zeit oft, dass ich einen neuen Mann geschenkt bekommen habe: reiselustig, vor allem im Beruf entscheidungsfreudiger, eigenständiger, liebevoller und aufmerksamer, zärtlicher und lustvoller, wertschätzender, spontaner und ein bisschen sozialer …

Doch irgendwo in meinem Hinterkopf war ich mir bewusst, dass die Schonfrist irgendwann ein Ende haben und der Alltag uns einholen würde. Aber die Wucht hat mich dann doch überrascht.

Klar, irgendwann war Max zurück, mit Lebenslust und neuen Ideen, kämpferischer denn je. Genau in diesem Moment kam harsche Kritik. Eben, die Schonfrist war vorbei.

Dass soeben aus der Kirche Ausgetretene ihrer Enttäuschung und dem Frust freien Lauf liessen, damit konnten wir noch umgehen. Dass aber Vertraute hinterfragten, was unsere Arbeit in den fast dreissig Jahren denn geprägt habe, hat mich fast umgehauen. Da waren wir also, hart gelandet auf dem Boden des realen Lebens.

Diese geballte Ladung – im Nachhinein konnten wir es dann einordnen und erkennen, dass es offenbar weniger eine grosse Kritik an uns war, als vielmehr eine Frage an sie selbst. Und jede und jeder versucht so eine Krise eines Freundes oder Vertrauten zu deuten und für sich einzuordnen. Dabei meint sie oder er dann oft, dem anderen einen Rat geben zu müssen, auch ungefragt.

So gesehen war es eine Zeit der Klärung. Wie nach einem heftigen Gewitter, wenn die dunklen Wolken abgezogen sind und die Sonne alles ausleuchtet. Weggefährten verabschiedeten sich endgültig, entschieden, die Gemeinde zu verlassen. Vieles, was wir über die Jahre ausgestanden und zu vermitteln versucht hatten, wurde dann hinterfragt. Wir waren ja noch da …

Ich bin dankbar, dass wir von allem Anfang an sehr offen und transparent mit der Erkrankung von Max umgegangen sind. Ich weiss, dass es einigen zu persönlich war und zu viel, zu offen und zu nah. Nicht schon wieder, werden einige gedacht haben, wenn Max darauf in einer Predigt zu sprechen kam. Andere aber haben sich in genau diesem Moment zutiefst verstanden und aufgehoben gewusst, vielleicht auch ermutigt, dranzubleiben.

Mit diesem Weg haben wir gute Erfahrungen gemacht, und unzählige Male haben mir Menschen ihre eigene Geschichte erzählt, ihre Erfahrungen und Verletzungen, auch weil Max so offen zu seinen Verletzungen stand und steht.

Das macht mich zutiefst dankbar und mutig, weiterzugehen.
An der Seite von Max und getragen von Gott.

Struggle

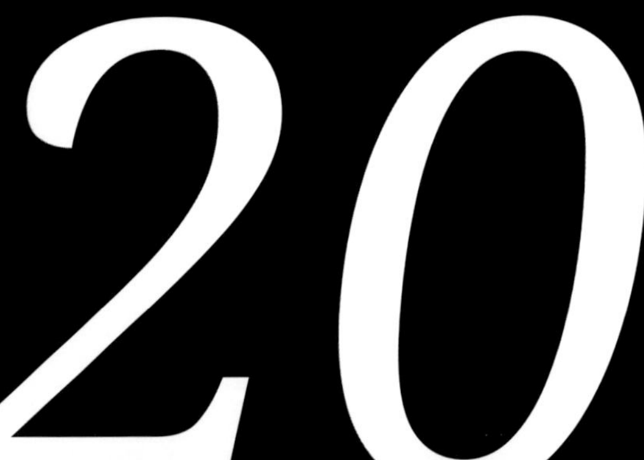

Erinnern Sie sich noch, wie dieses Buch begonnen hat? Es geschah mit dem Besuch bei ICONART, der Galerie für sakrale Kunst in Lviv, dem ehemaligen Lemberg in der heutigen Westukraine. Ich war wie elektrisiert und wusste: Die Ikone mit dem knienden Jesus, der seinem Jünger die Füsse wäscht, gehört zu mir.

Das Bild hat mich an den Traum erinnert, den ich in der Nacht vor der Entscheidung hatte, ob ich bereit sei, mich ganz krankschreiben zu lassen und einer Therapie zu unterziehen. Im ersten Teil des Traumes wurde mir bewusst, dass ich am Ende meiner Kräfte bin, und im zweiten Teil begegnete mir ein Mann, der mir die Füsse waschen wollte.

Für mich war die Botschaft klar: Lass es zu. Du, der du erschöpft bist. Du, der jahrelang gedient und sich verausgabt hat. Nun ist es Zeit, dass dir gedient wird. Der Schritt hin zur Kapitulation und damit nicht mehr weiterkämpfen zu müssen, wurde zum Schlüssel zur Heilung.

Nach Abschluss des Entwurfs dieses Buches, besuche ich nochmals die Galerie. Diesmal allerdings nur digital. Ich schaue mir die Kunstwerke an, die gegenwärtig aufgeschaltet sind. Und nochmals bin ich wie elektrisiert. Ich begegne dem Bild «Struggle» von Yaryna Movchan.

In der unteren Bildhälfte werden die wenigen hellen Stellen zunehmend durch schwarze Striche überdeckt. Ganz zuunterst ist ein Schädel mit zwei gekreuzten Knochen zu sehen. Es erinnert an Darstellungen der Kreuzigung Jesu. Karfreitag ist der Tag, an dem allem Anschein nach der Tod regiert.

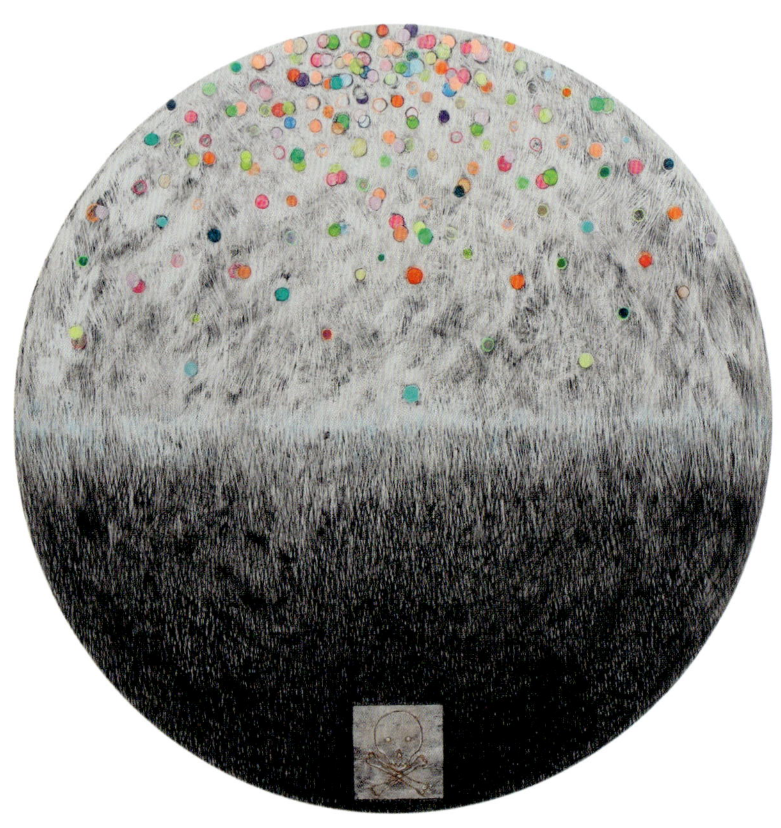

Im oberen Bildteil ist die Entwicklung gegenläufig. Auch hier gibt es noch die schwarzen Striche, die das Helle überdecken. Doch sie sind abnehmend. Zunehmend erscheinen bunte Punkte: Die Vielfalt an Erfahrungen der Freude, die an das Leben glauben lassen.

Zwischen den Bildteilen ist eine Linie zu sehen. Es gibt also etwas, was oberhalb und etwas, was unterhalb steht.

Das Bild erinnert mich an den Weg, den ich in diesem Buch beschreibe: Die jahrelange Entwicklung bis hin zur klaren Diagnose: Mittelschwere depressive Episode.

Der Entscheid zur Behandlung ist für mich wie diese Linie auf dem Bild. Ich habe nicht mehr weiter den Trend abwärts zugelassen. Ich habe mir helfen lassen. Das hatte eine heilsame Wirkung.

Die therapeutische Entwicklung ist wie der unheilvolle Trend nie linear. Es gibt ein Auf und Ab. Doch die Hauptrichtung ist deutlich: Es ist ein Weg zurück zum Leben. Ich bin sehr dankbar, das Leben in seiner Buntheit neu erfahren zu können.

Die Ikone spiegelt mich. Und sie betrifft uns alle. Wir müssen die Trennlinie beachten – uns selbst, den Mitmenschen und Gott zuliebe. Wohin entwickeln wir uns? Hin zum Licht oder hin zur Dunkelheit, zum Leben oder zum Tod?

Die Künstlerin gibt dem Bild den Titel «Struggle».[73] Das englische Wort hat eine germanische Wurzel und meint «strauchen»,

73 Übersetzung des ukrainischen Wortes durch die Galerie ICONART

«straucheln». Das Wort «strauchen» wird heute kaum mehr verwendet und meint die Verstopfung der Nase beim Schnupfen. Es ist etwas da, das uns am Atmen hindert und deshalb weg muss. «Straucheln» dagegen kennen wir alle. Es gibt nicht nur im wörtlichen Sinn Dinge, die uns straucheln lassen.

Es erinnert mich an die Aussage in Jesaja: *«Jünglinge werden müde und matt, und Männer straucheln und fallen.»*[74] Straucheln und Fallen sind sehr existenzielle Erfahrungen, die sich auch mit gutem Willen nie ganz vermeiden lassen.

Die Aussage in Jesaja wird im nachfolgenden Vers mit einer ebenso realistischen Zusage verbunden: «Aber die auf den HERRN harren, kriegen neue Kraft, dass sie auffahren mit Flügeln wie Adler, dass sie laufen und nicht matt werden, dass sie wandeln und nicht müde werden.»

Es gibt den Trend zurück zum Leben.

In einer Zeit, als Schwierigkeiten erneut übermächtig werden wollten, hat meine Frau auf meinen Wunsch hin in ihrer wunderschönen Handschrift zwei Zeilen eines Songs von Lenny Kravitz auf den Spiegel über meinem Lavabo geschrieben. Sie erinnern mich bis heute an das, was mich weiterbringt:

---

74 Jesaja 40,30 in der Luther-Übersetzung 2017

«Your faith and patience will be your soldiers To guide you through your troubled times. »[75]

«Dein Glaube und deine Geduld werden deine Soldaten sein, um dich durch deine unruhigen Zeiten zu führen.»

Lenny Kravitz schreibt zudem in seinem Lied: *«Komm schon, fass meine Hand.»*

Mein Glaube und meine Geduld sind auch mir zu «Soldaten» geworden, die mir in meinem «Struggle» geholfen haben und weiterhin helfen. In der biblischen Sichtweise sind diese Soldaten Engel, die Gott zu meinen Gunsten mobilisiert. Denn mein Glaube und meine Geduld sind keine mir angeborenen Fähigkeiten. Ich erlebe sie als mir geschenkt.

Das ermutigt mich.

---

75 Song «Stand», geschrieben von Lenny Kravitz für einen Freund, der einen schweren Unfall erlitt und keine Aussicht hatte, wieder einmal gehen zu können. Heute geht er wieder.

Dank

21

Der erste Dank geht an meine Frau und unsere beiden Töchter. Ich weiss, ich bin euch in den Jahren meiner Erkrankung vieles schuldig geblieben an Liebe, Nähe und Zuwendung. Ihr habt mich nicht nur ausgehalten, sondern mitgetragen.

Sehr dankbar bin ich meinen vier Pfarrkollegen Alain Baumgaertner, Bernard Kaufmann, Peter Ladner und Hans–Rudolf Bachmann. Alain hat sich als Mitbetroffener immer wieder nach meinem Ergehen erkundigt, mich mit Rat und während meiner Arbeitsunfähigkeit mit Stellvertretungen unterstützt. Bernard hat ebenfalls eine längere Zeit als mein Stellvertreter gewirkt, hat die erste Korrektur des Manuskriptes dieses Buches besorgt und mir wertvolle Hinweise zu sinnvollen Ergänzungen und Umformulierungen gegeben. Ebenfalls längere Zeit hat auch Peter Ladner Stellvertretungen übernommen. Hans-Ruedi wurde während meiner Zeit im Gästehaus der Diakonissengemeinschaft zu meinem seelsorgerlichen Begleiter und ich konnte so von seinem reichen Schatz an Erfahrungen aus seiner eigenen depressiven Episode profitieren.

Seit vielen Jahren begleitet mich Rolf Lindenmann als Mentor. Er hat mich früh aufmerksam gemacht, meinen Arbeits- und Lebensstil dem anzupassen, was mir guttut.

Mein grosser Dank geht auch an alle Fachleute, die mich ärztlich und therapeutisch begleitet haben: Mein Hausarzt Alfred Gerber, die Psychotherapeutin Mirjam Eis, die Psychiaterin und Psychotherapeutin Carola Schillinger, Irmgard Haupt als Atemtherapeutin und Beatrice Müller als Cranosacral-Theurapeutin.

Ein sehr wohltuender Ort wurde für mich das Gästehaus und die Diakonissengemeinschaft in Riehen. Dort wurde ich nicht nur gut versorgt, was Leib und Seele betrifft, ich wurde auch vom stillen Gebet der Schwestern mitgetragen.

Meine Kirchgemeinde – das Team der Mitarbeitenden und die für mich zuständige Behörde, aber auch einige Gemeindeglieder – haben mich in dieser Zeit nicht fallen lassen und für die nötigen Voraussetzungen zum erfolgreichen Wiedereinstieg in meine Arbeit gesorgt.

Meine Porträtaufnahme wurde von Thomas Kreis erstellt. Jonas Baumann vom Verlag «Mosaicstones» hat mir die Publikation ermöglicht, Tobias Grimm die professionelle Gestaltung des Buches, mein Pfarrkollege Beat Weber als erfahrener Autor das Korrektorat erledigt und Attila Ebersbach die abschliessende Korrektur.

Die Theologin und Autorin Debora Sommer und der Arzt und Psychotherapeut Walter Meili haben mich mit ihren Beiträgen unterstützt und das Buch so den Lesenden empfohlen.

Vor und über allem steht Gott, der Schöpfer und Vollender meines und jeden Lebens, der mir in Jesus Christus begegnet und mich durch seinen Geist begleitet. Auch wenn ich seine Wege nicht immer verstehe, darf ich voller Dankbarkeit die Wahrheit aus Psalm 31,8 erkennen und bekennen: *«Du zeigst mir den Weg ins Leben.»*

«Du zeigst mir den Weg ins Leben.»

Psalm 31,8

Anhang

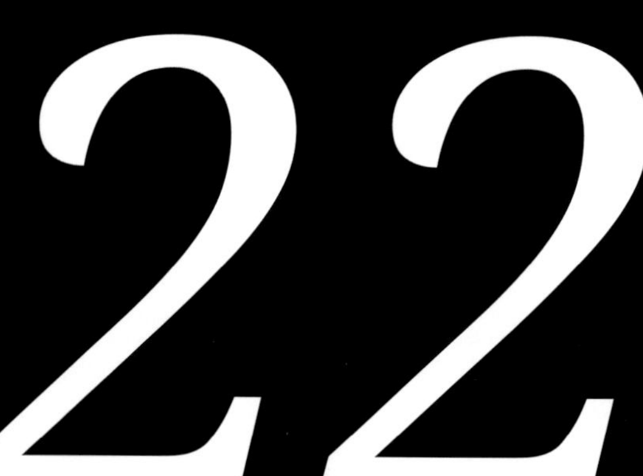

Positive Wahrnehmung meiner Eltern

In meinem Buch erscheinen meine Kindheit, Jugend und meine Eltern vorwiegend in einem negativen Licht. Diese Sicht ist verkürzt. Ich bin mir bewusst, dass auch sie Schwieriges erlebt haben. Beide sind in sehr bescheidenen Verhältnissen aufgewachsen. Mein Vater hatte sieben Geschwister, meine Mutter sechs und sie konnten keine Lehre machen. Zudem war der Unfalltod meines älteren Bruders eine traumatische Erfahrung, die sie nicht überwinden konnten. Im Unterschied zu mir hatten sie keine Möglichkeit einer intensiven therapeutischen Aufarbeitung.

Es gibt durchaus einiges, was mich von meinen Eltern positiv begleitet und wofür ich ihnen dankbar bin:

- Ich bin wie sie in sehr bescheidenen Verhältnissen aufgewachsen und lernte dadurch, Menschen zu verstehen, die nicht auf der Sonnenseite des Lebens stehen. Meine Eltern waren zudem weitgehend Selbstversorger. Mein Vater hat das meiste an Umbauten und Renovierungen selbst gemacht, ohne Handwerker heranzuziehen. Er war ein echter «Selfmademan». Meine Mutter war eine Köchin, die aus den Produkten ihres Gartens Menüs bereitete, die wir heute als «slow food» bezeichnen würden.

- Ich bin zwar eher ein intellektueller Mensch, aber die Bodenhaftung ist mir geblieben. Auf meine Herkunft aus Arbeiterkreisen mit bäuerlichem Hintergrund bin ich stolz. Was ich gerne hätte, wären zwei rechte Hände. Zudem liebe ich Stangen- und Dörrbohnen. Früher habe ich sie selbst gepflanzt, heute kaufe ich sie, wenn irgend möglich.

- Ich habe in Abgrenzung zu ihnen kämpfen gelernt und meinen eigenen Weg zu gehen. Zudem suchte ich nach einem Mehr: mehr Sinn, eine eigene Identität. Ich fand dies im christlichen Glauben, der mir zu einer befreienden Erfahrung wurde.

Integrative Körperpsychotherapie als Teil einer Vielfalt weiterer mir heilsamer Massnahmen

Die «Integrative Body Psychotherapie» (IBP) entstand ab den späteren 1960er-Jahren in Kalifornien. Sie wurde begründet durch Jack Lee Rosenberg und unter anderem weiterentwickelt vom Arzt Markus Fischer, der sie in die Schweiz holte und ein eigenes Institut in Winterthur gründete.[76]

Rosenberg integrierte im Laufe der Jahre verschiedene psychotherapeutische und körpertherapeutische Ansätze und bildete daraus ein neues Therapiesystem.

IBP ist ein wirksames, wissenschaftlich gut fundiertes Psychotherapieverfahren. Im Zentrum stehen unter anderen die Ansatzpunkte:

- Vernetzung der Ebenen Körper, Emotionen, Gedanken, Verhalten und Spiritualität als Schlüssel zur Verarbeitung von unverarbeiteten Ereignissen/Traumatisierungen und als Schlüssel zur Veränderung. – Es ist ein ganzheitlicher Ansatz, der dem hebräisch-biblischen Denken entspricht und keine

76 Mehr Informationen: www.ibp-institut.ch

Trennung von Körper, Geist und Seele kennt. Im Zentrum steht die Beziehung zu Gott, sich selbst und dem Nächsten.

- Der Körper als Verkörperung der individuellen Lebensgeschichte: «Der Körper lügt nicht.» – Bei mir war das gut sichtbar an meiner über Jahrzehnte gebeugten Haltung, ständigen Verspannungen, einem «Klotz» im Bauch und Appetitlosigkeit in Stresssituationen. Auch der Therapieerfolg war ebenso deutlich erkennbar: verbesserte Körperhaltung, eine Zunahme an Gewicht und eine Kräftigung meiner Muskulatur.

- Körperlich-emotionale Erfahrungen als Schlüssel zu nachhaltiger Veränderung. – In der «Übung mit drei Räumen» musste ich mich in meiner inneren Vorstellung in den Beobachtungsraum setzen. Von dort aus konnte ich in den «Raum der Verzweiflung» sehen und beobachten, was das mit mir macht. Ich geriet rasch in zunehmende Anspannung und legte mich dann als sichtbarer Ausdruck, wie es mir ergeht, in eine Embryohaltung auf den Boden. Nach einem Glas Wasser als Stärkung folgte der «Raum der Hoffnung». Zunehmend ging es mir wieder besser. Die Fokussierung auf das Positive ist eine Aufgabe, die mir hilft und auch die neuronalen Bahnen neu strukturieren kann. In diesem Buch nenne ich die zwei Räume «Giftschrank» und «Schatzkiste».

- Die frühkindlichen Erfahrungen als Schlüssel zum persönlichen Verhaltensrepertoire. – Dadurch haben sich bei mir gewisse Verhaltensmuster entwickelt: ungenügende Abgrenzung, mangelndes Selbstwertgefühl, Kampfmodus. Ich kann sie nun früher erkennen und es gelingt ab und zu und hoffentlich immer mehr, mich anders zu verhalten.

- Die vertrauensvolle therapeutische Beziehung als Schlüssel zu therapeutischer Effizienz: Ich erlebte schon in der ersten Sitzung eine klare Einschätzung, wie es mir ergeht und was mir guttut. «Sie atmen ja kaum.» Sehr dankbar bin ich auch, dass meine Therapeutin mich immer wieder gebremst hat, wenn ich zu früh in die Arbeit gehen oder das Ausmass der Arbeitsfähigkeit erhöhen wollte.

Bildverzeichnis

- Ikone «Taufe II», Ostap Lozinzki, 2017, gekauft bei ICONART, Lviv/Lemberg, Ukraine. Foto Thomas Kreis.
  Die ukrainische Inschrift bezieht sich auf Matthäus 11,29: *«Nehmt mein Joch auf euch und lernt von mir, denn ich bin sanft und demütig; und ihr werdet Ruhe finden für eure Seele.»*

- Abendstimmung im Bergdorf Rasa, Centovalli, Tessin.
  Foto Eva Hartmann, 23. Mai 2020.

- Joshua Tree National Park, 23. Juli 2015. Foto Max Hartmann. Auf dem Schild steht die Warnung: *«Dieser Kaktus ist gefährlich. Achten Sie auf Ihre Sicherheit und den Schutz der Ressource. Das Befahren ist auf den Weg beschränkt. Keine Haustiere.»*

- Chor der Klosterkirche in Volkenroda, Deutschland, 29. April 2015. Foto Max Hartmann.

- Aufstieg zum Chrüzli-Pass, von Bristen UR nach Sedrun GR, 6. August 2015. Foto Max Hartmann.

- Landesausstellung EXPO 2002, Yverdon, 21. September 2002. Foto Max Hartmann.

- Golden Gate Bridge, San Francisco, 16. Juli 2015. Foto Max Hartmann.

- Christus mit durchbohrten Händen, gemalt vom Tätowierer und Christen Dan Tschanz. Foto Max Hartmann, 19. Oktober 2016.

- Skulptur «Boy» von Ron Mueck, ARoS Aarhus Kunstmuseum, Dänemark. Foto Max Hartmann, 17. August 2017, mit freundlicher Genehmigung des Museums.

- Hebräische Kalligrafie zu Jesaja 54,10 von Gabriel Wolff, Berlin 2018. Foto Gabriel Wolff.

- Mann, sich hinkauernd in Embryo-Haltung, Oleg Timchenko. Museum of Fine Arts, Tbilisi/Tiflis, Georgien. Foto Max Hartmann, 12. April 2019.

- Ikone «Struggle» von Yaryna Mochvan, 2021, gekauft bei ICONART, Lviv/Lemberg, Ukraine. Foto ICONART.

Literatur

- Bachmann Hans-Rudolf: *Hart und herrlich – nachdenken im Leiden.* Verlag Scesaplana, Seewis 2002
- Führer Christian: *Und wir sind dabei gewesen. Die Revolution, die aus der Kirche kam.* Econ-Ullstein-List 2010
- Grabe Martin: *Wie funktioniert Psychotherapie?* Schattauer Verlag 2018
- Grün Anselm: *Wege durch die Depression. Spirituelle Impulse.* Kreuz Verlag 2013
- Härry Thomas: *Das Geheimnis deiner Stärke – Wie Gott deine Lebensgeschichte gebrauchen will.* SCM R. Brockhaus 2019
- Höhn Peter: *Glauben mit Herz – Leben mit Sinn. Aus der Freundschaft mit Gott leben.* SCM 2012
- Keller Geri: *Vater – ein Blick in das Herzen Gottes.* Schleife Verlag Winterthur, 7. Auflage 2014
- Meuser Bernhard: *Christsein für Einsteiger.* Basel: Fontis, 2014
- Koch Samuel/Müller Titus: *Rolle vorwärts.* Adeo Verlag 2015

- Koch Samuel: *StehaufMensch! Was macht uns stark? Kein Resilienz-Ratgeber.* Adeo Verlag 2019
- Naegeli Antje Sabine: *Hinter den Wolken das Licht.* Eschbach Verlag 2019
- Lincoln Peter: *Wie der Glaube zum Körper findet – Focusing als spiritueller Übungsweg.* Aussaat Verlag 2007
- Pfeifer Samuel: *Depression – Krankheit der Moderne.* SCM Haenssler 2010
- Schleske Martin: *Der Klang – Vom unerhörten Sinn des Lebens.* Kösel Verlag 2014
- Stahl Stefanie: *Das Kind in dir muss Heimat finden.* Kailash/Sphinx 2015
- von Heyl Andreas: *Das Anti-Burn-out-Buch für Pfarrerinnen und Pfarrer.* Freiburg im Breisgau Kreuz Verlag 2012
- Wright Tom: *Kleiner Glaube, grosser Gott.* Neufeld Verlag 2013
- Zitate von Bibelstellen: *Neue Zürcher Bibel.* TVZ 2012

Kontakt

Auf der Homepage www.max-hartmann.ch finden Sie ergänzende Unterlagen zu diesem Buch, so etwa Fragestellungen zur persönlichen Vertiefung und weiteren Auseinandersetzung.

Der Autor freut sich auch über Rückmeldungen oder Anfragen zu einer Lesung im Rahmen einer Veranstaltung.

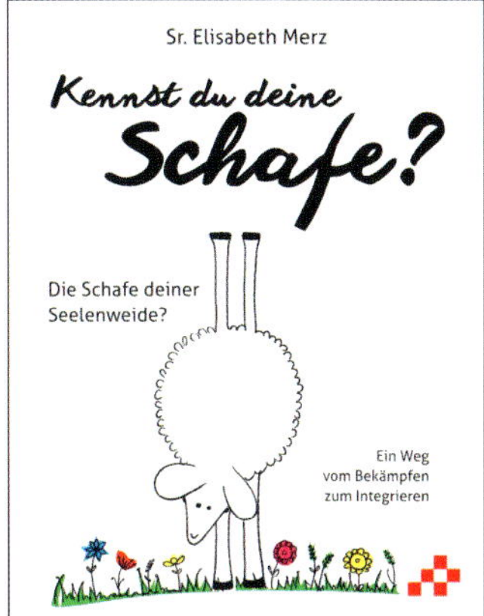

Sr. Elisabeth Merz

Kennst du deine Schafe?

Die Schafe deiner Seelenweide? Ein Weg vom Bekämpfen zum Integrieren.

«Ein wahrhaft besonderes Buch über eine Schafherde und ihre Seelenweide! Jedes Schaf hat einen eigenen Charakter und individuelle Begegnungen mit seinem Hirten. Ein Gleichnis in Geschichtenform, das zum Nachdenken anregt.»

Dr. Samuel Pfeifer
Facharzt und Professor für Psychiatrie und Psychotherapie

Softcover, mit Abbildungen, 120 Seiten
ISBN 978-3-906959-48-1

Erhältlich bei:
www.mosaicstones.ch

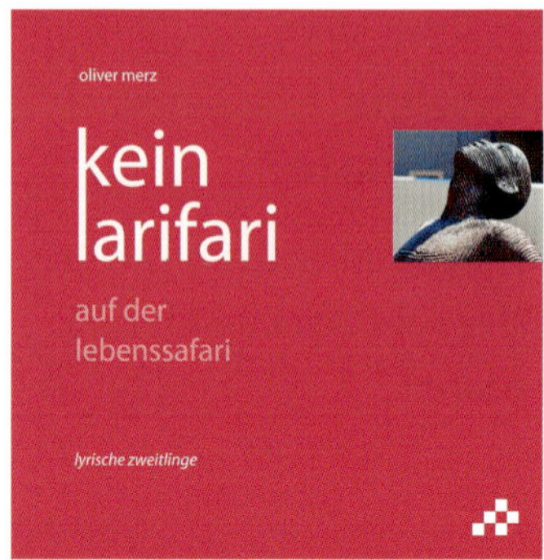

Dr. Oliver Merz

kein larifari
auf der lebenssafari

lyrische zweitlinge

Oliver Merz reimt auch in seinem zweiten Gedichtband zu sozialen, politischen und kulturellen Themen weiter und lässt auch Gott, Religion und Spiritualität nicht aus.

Die Texte sind illustriert mit Fotos des Autors, die er auf seiner bisherigen Lebensreise festgehalten hat. Dies verleiht dem Buch eine besondere persönliche Note.

Hardcover, gebunden, 96 Seiten
ISBN 978-3-906959-51-1

Erhältlich bei:
www.mosaicstones.ch